最新版

アトピー性皮膚炎をしっかり治す本

国立成育医療研究センター
アレルギーセンター センター長
大矢 幸弘

法研

正しい治療法が人生を変える

アトピー性皮膚炎の患者さんには、軽症なのにすっきり治らないという人が沢山いる一方で、日常生活にも支障が出て、学校や会社に行けないほど症状が悪くなってしまう人もいます。かゆみが強くて、生まれてから一度もまともに眠れたことがないというお子さんも何人も診療しました。

しかし長期化、慢性化している人でも、重症の人でも、適切な治療を受けたあとは、かゆみのない正常な皮膚を取り戻して社会復帰することができます。重症の患者さんは、入院してもらうこともあります。入院して集中的に治療することで、皮膚をツルツルの状態にしてから、ステロイドの副作用を避けながら、かゆみのない正常な皮膚状態を維持する方法を覚えて退院してもらいます。

アトピー性皮膚炎には効果的な治療法が確立されています。しかし、そんな効果的な治療法があるのに、中途半端な治療で日常生活に支障をきたしている患者が多いのはなぜでしょうか。その理由のひとつは、日本の病院の外来は、受診する患者さんが多すぎて、丁寧に説明をする時間が十分とれない、ということがあります。入院治療の場合も、制度などの理由で入院期間が長いと赤字になる病院が多いので、皮膚が改善したあとの維持期の治療法を覚えてもらう前に退院させられてしまう、ということがあるかも知れません。

いずれにしても、患者さんが自宅ですべきセルフケアの正しい方法を学習できないということが大きな要因です。

入院治療を経験した患者さんの多くは、退院後に人生が変わったように感じたといいます。かゆみがなくなり集中力が増したためか、学校の成績が上がったというお子さんも少なくありません。朝のシャワー浴をお勧めしていますが、このことで交感神経が刺激されて、自律神経のリズムが正常化したという副次的な効果を経験されたという声もよく聞きます。

本書にも詳しく書かせていただいた通り、アトピー性皮膚炎の治療の基本はスキンケアです。スキンケアは面倒かもしれませんが、これを正しく行い、続けることで、人生に大きなプラスがもたらされます。

アトピー性皮膚炎には「正しい治し方」があります。「ステロイド外用薬の副作用を避けながらかゆみのない皮膚を維持するコツ」があります。この本を読んで、そうした治し方やコツを身につけて、アトピー性皮膚炎に負けない人生を送って頂きたいと思います。

もくじ

第2章　アトピー性皮膚炎の正しい治し方……55

編集協力：石川 智
本文イラスト：コミックスパイラる 井上 秀一
装丁・本文デザイン・DTP：㈱イオック

第1章 どうしてアトピー性皮膚炎は治らないのか

事例で学ぶ、アトピー性皮膚炎の治し方

最初に、アトピー性皮膚炎に悩んで治療を受けた4人の例を紹介します。アトピー性皮膚炎といっても、人によって症状や治療の経過が異なります。それぞれの違いはどこにあったのでしょう。

事例1 治療を受けたが再発し、重症化してしまったAさん

Aさんは20代の女性です。大人になってからアトピー性皮膚炎を発症しました。ある時期から肌にブツブツとした皮疹（皮膚に発疹がある状態）が出るようになり、かゆみも感じるようになりました。最初は市販薬を使って様子を見ていましたが、かゆみが抑えきれず寝付きにくかったり、無意識に引っかいて、血が出るほど肌を傷つけてしまったため、近所の皮膚科を受診することにしました。

皮膚科ではアトピー性皮膚炎と診断され、かゆみ止めの内服薬とステロイド外用薬を処方されました。薬を使い始めると皮疹はある程度落ち着き、かゆみも弱くなりましたが、荒れた感じや赤みが残り、処方された薬を使い切っても完治といえるような状態にはなりませんでした。

すっきり治らずがっかりしたものの、その後数ヵ月は、薬を使っていなくてもかゆみはそれほどひどくならず、夜も眠れていました。

しかし、その数ヵ月後に、また皮疹があらわれます。今度は、Aさんはすぐに皮膚科を

受診し薬を処方してもらいました。薬を使うことで皮疹はおさまりましたが、肌がきれいになるわけでもなく、かゆみも少し残りました。

そしてまた数ヵ月たつと、症状がぶり返してきました。今度はそれまでよりも皮疹やかゆみがひどく、広い範囲に出てしまい、引っかいた部分が化膿して膿が出るなど、重症化していきました。彼女はまた皮膚科で薬を出してもらいましたが、薬で自分の病気が治るとは思えませんでした。

その頃には「この薬では完治しないのでは」「再発するたびに悪くなっている」と思うようになりました。インターネットで薬のことを調べても、肯定する人も否定する人もいて、かえって混乱してしまいます。Ａさんは先の見通しが立たないことに強い不安を感じながら、薬を使っています。

Ａさんの治療経過

- **発症**：大人になってから
- **主な症状**：皮疹とかゆみ。眠っている間に肌をかいてしまって状態が悪化した
- **治療**：皮膚科で内服薬と外用薬を処方してもらって使用
- **治療後の経過**：薬を使うと一時的におさまるが、再発をくり返し、やがて重症化してきた

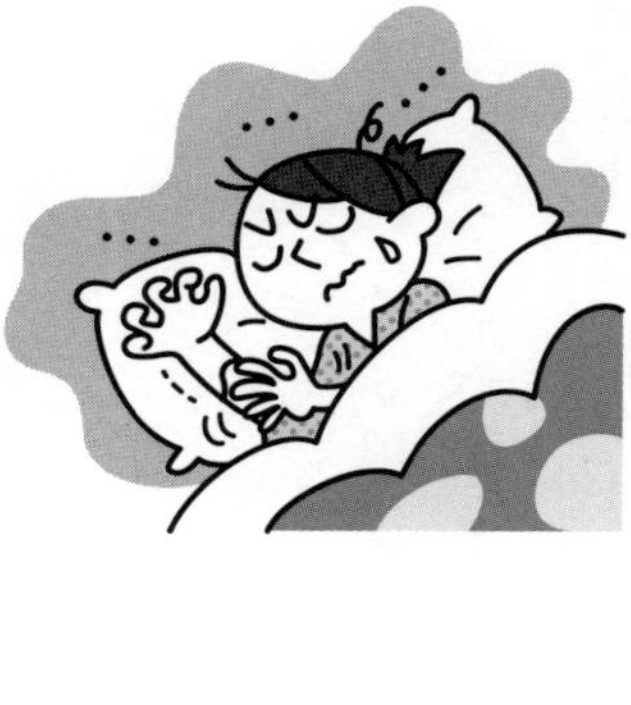

事例 2

治療に成功し、きれいな肌を取り戻したBさん

Bさんは30代の男性です。Bさんも Aさんと同じように、大人になってからの発症です。首や腕に皮疹が出て、赤くはれ、かゆみが強く、仕事が忙しいときなどについかきむしり、かきこわしてしまうことがたびたびありました。つねにかゆみがあり、強いストレスを感じていました。

彼は当初、肌荒れはストレスなどによるもので、いずれ自然治癒すると考えていました。しかし皮疹はなかなかおさまらず、かゆみや不快感のせいで夜、寝付けないこともありました。そしてストレスや不眠によって体調を崩し、ときには仕事を休むように。そこで彼はかかりつけ医にかかって症状を相談し、皮膚科を紹介してもらいました。

Bさんは紹介先で専門医にかかり、アトピー性皮膚炎の診断を受け、ステロイド外用薬を処方してもらいました。そして医師の指示通りに薬を使っていると、皮疹は徐々におさまってきました。かゆみもやわらいで、ストレスも軽減。夜も眠れるようになりました。

その後も何度か受診して医師に状態を見てもらいながら治療を続けていくと、1ヵ月ほ

どで肌がツルツルになりました。それまでは悪化する一方だった皮膚が、薬によってすっかりきれいになり、驚きました。

その頃には皮膚科を定期的に受診する習慣がついていて、彼は治癒したことを医師に報告しました。

すると医師はＢさんに「皮膚はきれいになりましたが、まだ完治したわけではないので、引き続き薬を塗ってください」「薬の量は徐々に減らしていきましょう」と言いました。Ｂさんはその後も医師の指示に従い、薬を使って肌の状態を維持しました。医師の言う通り、必要な薬の量は少しずつ減り、やがて薬を使わなくても皮疹が出ないようになっていきました。

Ｂさんの治療経過

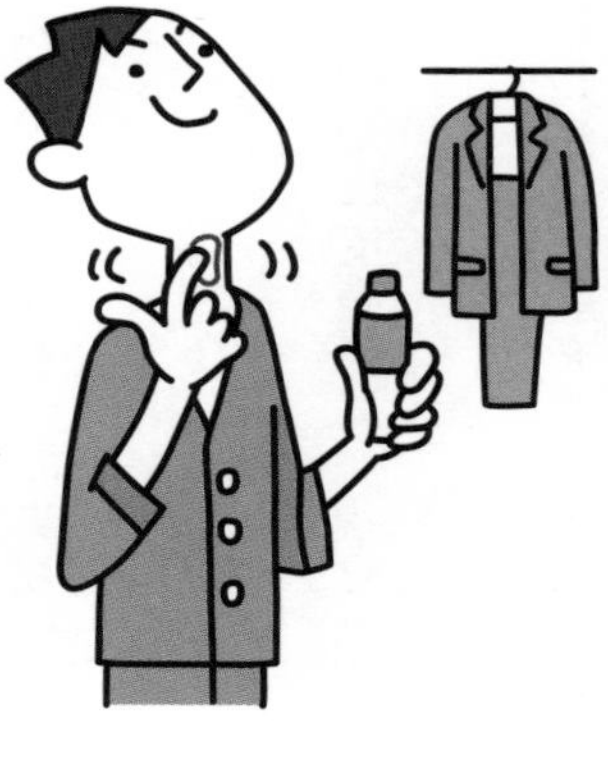

- **発症**：大人になってから
- **主な症状**：首や腕の皮疹。かきむしってしまい、血や膿が出る
- **治療**：皮膚科を定期的に受診し、外用薬を処方してもらって使用
- **治療後の経過**：１ヵ月ほどで肌がツルツルに。その後は健康な状態を維持している

事例3 症状が出るたびに治療し、対処しているCさん

Cさんは10代の女性です。彼女は小学生の頃にアトピー性皮膚炎を発症し、母親に連れられて皮膚科で治療を受けました。そのときは症状はそれほど強くなく、薬の使用ですぐに治まり、その後しばらくは肌について悩むことはありませんでした。しかし大学に入った頃、また皮疹があらわれました。

Cさんは、過去の経験から自分で「アトピー性皮膚炎かもしれない」と気づき、皮膚科を受診しました。診断はやはりアトピー性皮膚炎で、ステロイド外用薬を処方されました。早めに受診して、症状が軽いうちに治療を始めたこともあり、症状はすぐによくなりました。

その後も年に数回、同じように皮疹が出ることがありますが、こうした経験からアトピー性皮膚炎を生じやすい体質なのだと理解し、その都度すみやかに皮膚科にかかり治療するようにしています。

診察の折、Cさんは薬の使い方や生活上の注意点を詳しく教わり、部屋をこまめに掃除

したり、肌を刺激しにくい衣類を選ぶようにしています。化粧品や日焼け止めなども肌に負担が少ないかどうか確かめてから選んでいます。

こうした再発予防の工夫が功を奏したのか、症状が出る間隔が少しずつ長くなってきたようにも思えます。また皮疹が起こるかもしれないと思うと煩《わずら》わしさや不安はありますが、再発してもすぐに治療して皮疹が治まれば症状が悪化するようなことはほとんどありません。生活への影響も最小限にコントロールできているようです。

ほかの人に比べれば肌が敏感ですが、上手に付き合っていくしかないと割り切って生活しています。

Cさんの治療経過

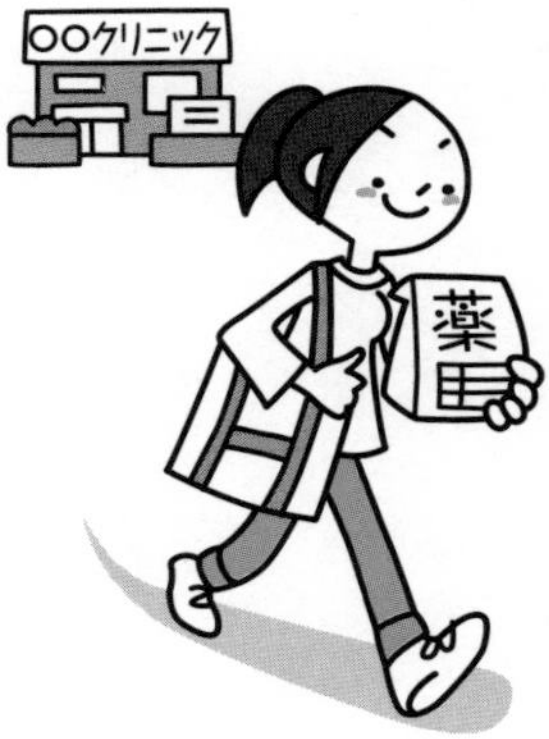

- **発症**：小学生の頃。一度治って、大学生になって再発した
- **主な症状**：手や背中などの皮疹
- **治療**：症状が出たら皮膚科を受診し、薬を処方してもらって使用
- **治療後の経過**：年に数回、軽い症状が出るが、その都度治療している

事例4 治療を受けても治らないので「脱ステロイド」したDさん

Dさんは40代の男性です。小さい頃からアトピー性皮膚炎に悩んでいます。幼児期に発症し、学生時代はずっと治療を受けたり再発したりをくり返していました。多少よくなった時期もありますが、肌が症状の出ていない部分と同じように健康な状態にまでになったことはなく、敏感で皮疹や肌荒れの起こりやすい状態が続いています。

次第にDさんは、自身のアトピー性皮膚炎は薬もあまり効かないし、治らないものと思うようになりました。

とはいえ、Dさんにとって肌の状態がよくないことはコンプレックスでもあり、アトピー性皮膚炎の話題には敏感です。とくに自分と同じように長年悩んでいる人の話には関心を持ちました。

そしてそういった話のなかには「ステロイドは副作用が強いので長期間使ってはいけない」「ステロイドを使わないで治す方法がある」といった話題も多く、Dさんは脱ステロイドでの治療法に共感し、実践したいと思うようになりました。

皮膚科にかかることもやめ、食事制限や肌の保湿などの方法での治癒を目指すことにしたのです。敏感肌専用という少し高額な肌着なども購入しました。確かに肌あたりが柔らかかったり、ゴムの締め付けが少ないなど、効果はありそうです。皮疹が出てかゆみが強いときも我慢することで対処しました。

症状はなかなか治まりませんでしたが、少しずつ落ち着いてくるところもありました。何度も皮疹が出て、かさぶたになったりもしたため、肌の一部はゴワゴワとした硬い状態になりました。かゆみもある程度残っていて、皮疹が再発することもあり、ストレスは感じていますが、Ｄさんは今後も薬を使わずに対処していくつもりです。

Ｄさんの治療経過

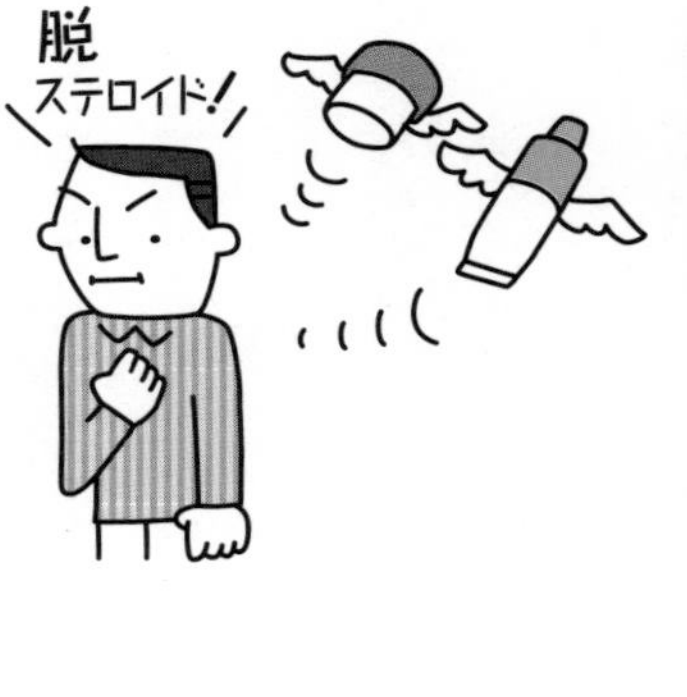

- **発症**：幼児期に発症し、その後もずっと続いている
- **主な症状**：皮疹や肌荒れ、かゆみ
- **治療**：以前は皮膚科にかかり、薬を使用。現在は薬を使わずに自然治癒を目指している
- **治療後の経過**：肌は硬くなって安定。かゆみは残っている。皮疹が再発することもある

どうして4人の治療経過はこんなにも違っているのか?

紹介した例は、アトピー性皮膚炎で受診する患者さんによく見られる経過をわかりやすくパターン化したものです。

4人はみんな同じように、アトピー性皮膚炎を発症し、皮疹やかゆみに悩んでいました。そして同じように皮膚科を受診し、薬を使って治療していきました。しかし4人の治療経過は異なっています。

Aさんは何度も治療を受けてもアトピー性皮膚炎が治らず、将来に強い不安を感じています。一方、BさんやCさんは、治療を受けることで状態がよくなり、日常生活にほとんど支障がないまでになりました。Dさんはまた違った形です。病院にかかることをやめ、自然治癒を目指しています。アトピー性皮膚炎の患者さんには治療を途中でやめてしまう人もいます。しかしそのために治療を始める前よりも悪い状態になってしまうことも少なくありません。

みんな同じアトピー性皮膚炎の患者さんなのに、どうしてこんなにも治療経過が違うのでしょうか。その原因の一つは、アトピー性皮膚炎がまだまだ正しく理解されず、誤解の多い病気だということがあります。

アトピー性皮膚炎は「正しい治し方」を行えば、必ず軽快し症状がよくなります。ここのところの誤解が多く、皮膚科を受診して適切な薬を出してもらっていても、症状が治まって皮膚が健康な状態に戻る「寛解《かんかい》」の状態を得られないケースがあるのです。一方で昔ほどではなくなってきましたがステロイド薬への誤解や不安感も根強くあります。

症状がぶり返したりすると「この治療法でよいのか」「治療が効いていないのでは」と不安になるのは当然です。そこに誤解が生まれて、治療離脱や不十分な回復につながってしまいます。

アトピー性皮膚炎治療を成功させるためには正しい治療を行うことと同時に、正しい知識を持つことが大切です。アトピー性皮膚炎治療は簡単に言うと、炎症を鎮めて寛解を得るまでと、その後その状態を保っていくための寛解維持の大きく二つの段階があります。

現在自分が行っている治療がどの段階か、医学的に根拠のある適切な選択肢か、そして必要な効果が得られているのか正しい知識を身につけ、医療者と上手くコミュニケーションをとりながら治療を進めていくことが、生活の質（ＱＯＬ）を高めていくことにつながります。

そもそも「アトピー性皮膚炎」はどんな病気？

アトピー性皮膚炎には、さまざまな要因がある

アトピー性皮膚炎はその名前の通り、皮膚に炎症が起きる病気です。なんらかの要因でかゆみを伴う発疹《ほっしん》（皮疹《ひしん》）があらわれ、これが回復と悪化をくり返します。悪化には体質や環境などの要因が関わっており、とくに気管支ぜんそくや食物アレルギー、花粉症などのアレルギー体質とは深い関連があります。

一方で長期化、重症化を防ぐには適切な対処をすることが必要で、肌が健康な状態にすっきり戻りきらずよくない状態が続いてしまい慢性化することもあります。

乳幼児期、小児期に初めて発症する人が多く、成人のアトピー性皮膚炎患者ではこれらが慢性化、長期化しているというケースも多いのですが、大人になってから初めて発症する人も珍しくありません。

アトピー性皮膚炎の皮疹はかゆみが強いことが多く、かくことでさらに悪化してしまい

ます。かくことで肌が傷つくと、ますます刺激に対して敏感になり、炎症を起こしやすくなります。健康な肌は本来、肌を保護する「バリア機能」が働き外部刺激から肌を守ってくれているのですが、炎症や傷ついた状態ではそれがうまく働きません。刺激に反応しやすく、さらに傷つきやすくなります。かゆみも強く感じるようになりますので、悪循環が生じてしまいます。

かかないように我慢しても無意識にかいてしまうことも多く、適切な対処をしてかゆみをしっかり抑えること、肌を本来の健康な状態に戻し、それを保つことが重要です。

皮膚の「バリア機能」が関わっている

人間の皮膚には、表面に薄い「表皮《ひょうひ》」という

■皮膚の構造（イメージ図）

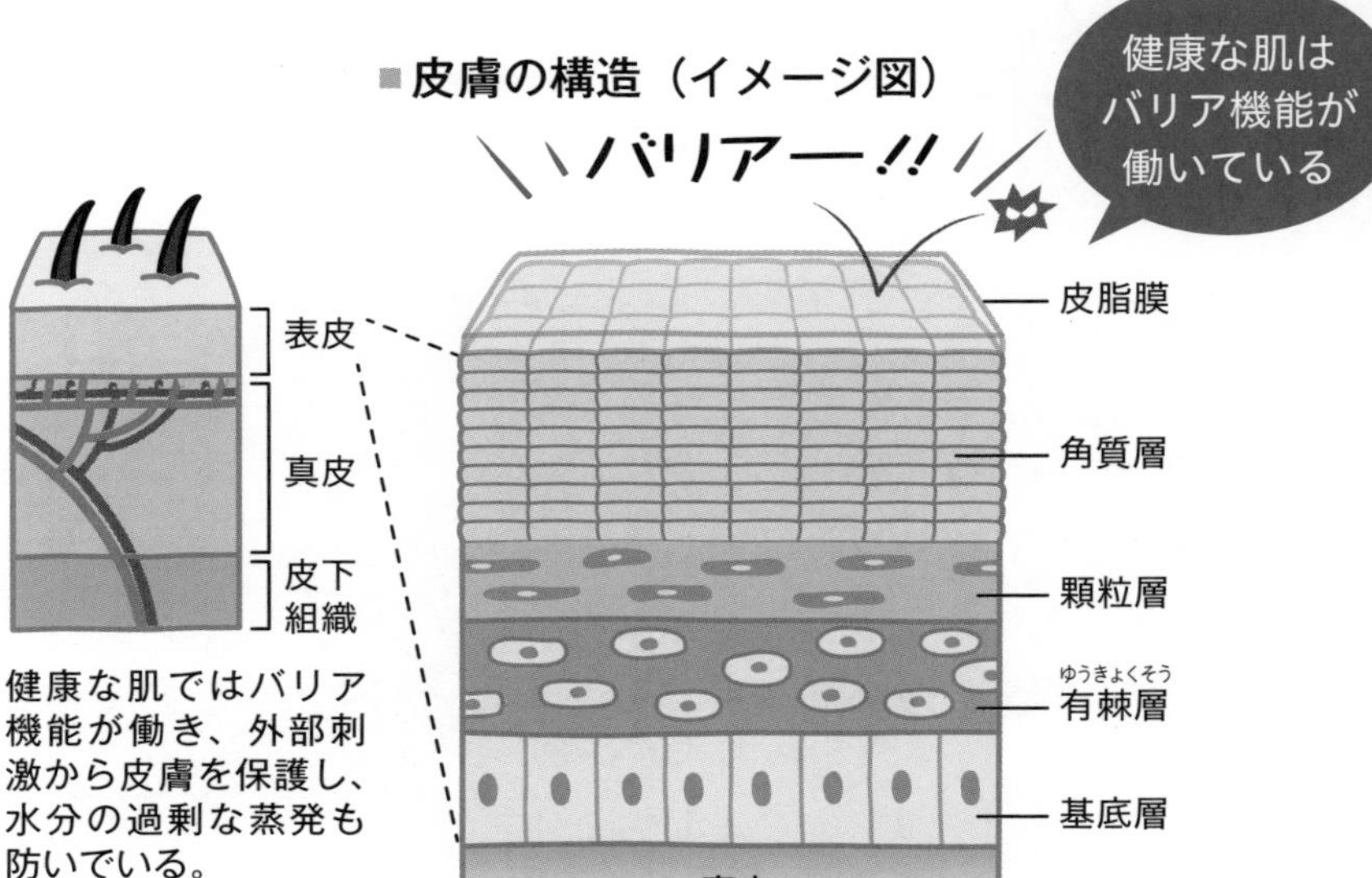

健康な肌ではバリア機能が働き、外部刺激から皮膚を保護し、水分の過剰な蒸発も防いでいる。

部分があります。表皮は厚さおよそ0・2㎜程度で、さらにいくつもの層に分かれています。

　表皮のもっとも外側は角質層《かくしつそう》と呼ばれ、角質細胞や細胞間脂質（セラミド、コレステロールなど）が重なり合って存在し、外部刺激から肌を守ったり、体液の漏出《ろうしゅつ》を防いだり、水分保持を行っています。まさにバリア機能を担っているわけです。角質層の状態がよく適度に潤いが保たれている状態は、肌もなめらかで、拡大してみると、しわと隆起した部分が規則正しく並んでいます。

　これらのバリア機能が低下している状態では、肌は外部刺激を受けやすく傷つきやすくなります。先述のように炎症を起こしたり、傷ついた状態のほか、過度の乾燥でもバリア機能が低下します。

■バリア機能が低下すると…

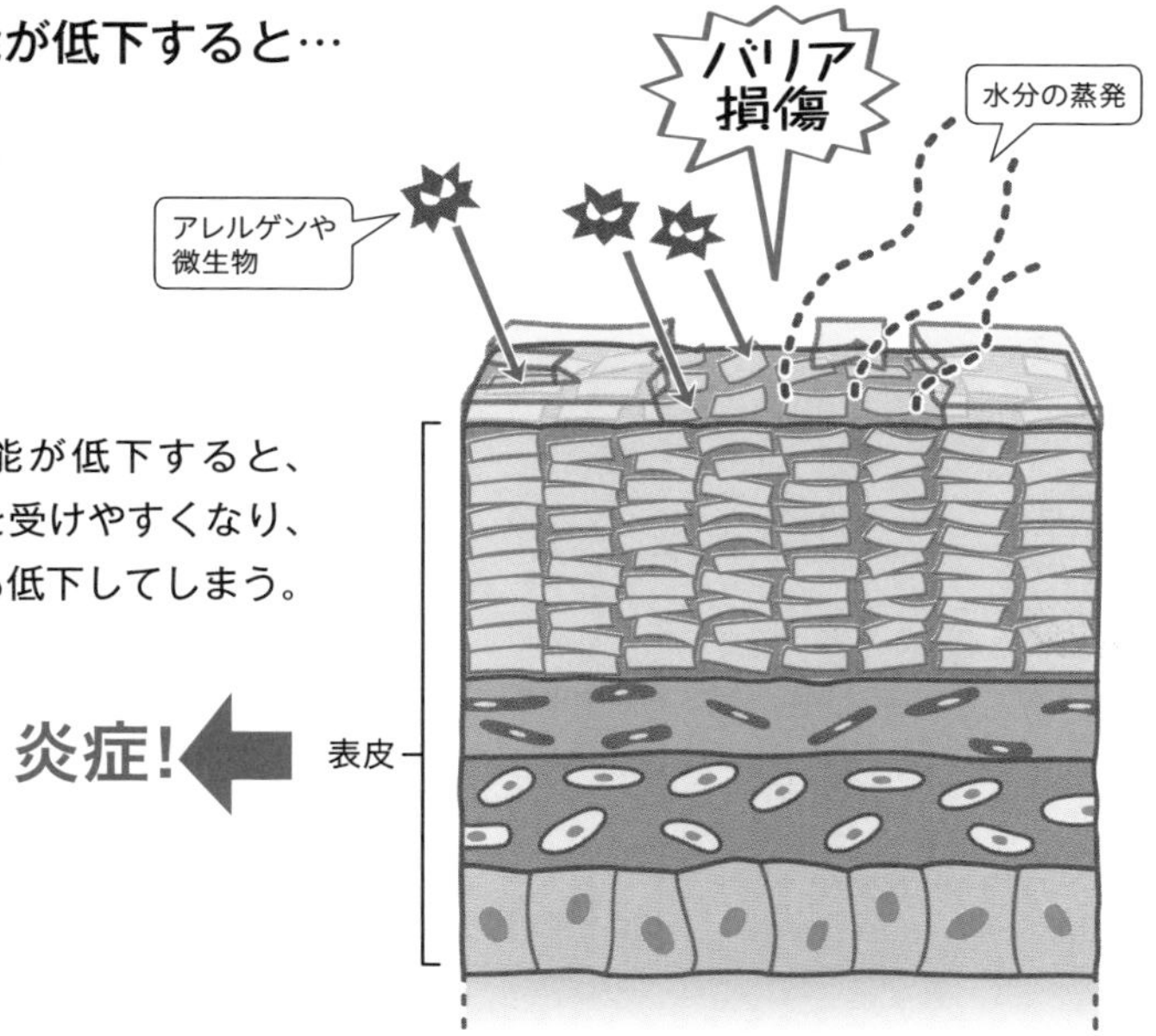
バリア機能が低下すると、外部刺激を受けやすくなり、保湿機能も低下してしまう。

バリア機能に関わる遺伝的要因

アトピー性皮膚炎の患者さんのなかには「天然保湿因子」の含有率が低下し、水分が失われやすい状態の人がいます。

また、天然保湿因子は「フィラグリン」と呼ばれる物質から作られるのですが、アトピー性皮膚炎の人に「フィラグリン」が不足しているケースが多いことも指摘されています。フィラグリンは表皮細胞で産生されるたんぱく質の一種で、角質層の形成、保湿に重要な役割を果たし、フィラグリン遺伝子に変異があったり、フィラグリンが不足したりすることで、この働きが十分に得られないのです。

フィラグリン遺伝子の変異はアトピー性皮膚炎だけでなく、気管支ぜんそくや食物アレルギー、花粉症などの発症にも関わっています。ただし、アトピー性皮膚炎があっても、フィラグリンに異常がみられない人もいます。

このようなバリア機能の低下には、乾燥しやすい環境など、ほかにもさまざまな要因が関わっていることが考えられます。アトピー性皮膚炎の悪化を防ぐためには、なにか一つの要因に対処しようとするよりも、総合的な対応によって、皮膚の健康を保つように心がけることが大切です。

抗菌ペプチド

皮膚のバリア機能には抗菌ペプチドというたんぱく質も関わっています。抗菌ペプチドは細菌などを殺す抗生物質として作用するほか、アレルギー反応と関わりの深い免疫機能の制御も担っています。

炎症がある人の皮膚では、この機能が弱くなっています。そのため、皮膚の細菌バランスが悪くなり、なかでも黄色《おうしょく》ブドウ球菌《きゅうきん》という細菌が高密度にすみついてしまうと感染症を起こしやすく、症状を悪化させることがあります。

黄色ブドウ球菌の感染症としては伝染性膿痂疹《でんせんせいのうかしん》（とびひ）がよく知られています。膿《うみ》を伴う湿疹やただれができ、触れた手で別の部位をかいたりすることで全身に広がっていく特徴から「飛《と》び火《ひ》」と呼ばれます。肌の炎症や傷がある人は、とびひにもかかりやすくなります。

薬を塗って治したいところですが、アトピー性皮膚炎の治療薬と関わっている面があり、理想的なのは皮膚の状態を健康に保ち、抗菌ペプチドなどの作用によって感染症を予防することです。

外部からの刺激も悪化の要因に

アレルギー疾患にダニやカビなどが関わっていることは知られていますが、アトピー性皮膚炎でも肌を刺激し、炎症を誘発する悪化要因となります。アレルギー反応を誘発する物質をアレルゲンと呼び、これら室内で接することの多いものを室内アレルゲンと呼びます。室内アレルゲンにはダニ、カビのほか、動物の毛、フケなどがありますが、とくに注意が必要なのがダニです。

日本は欧米に比べて湿度が高いため､ダニが繁殖しやすく､アトピー性皮膚炎の人にとっては非常に悩ましい環境といえます。一部のダニは吸血しますが、アレルギー反応を起こすのは吸血よりもむしろダニの糞や死骸で、それらのたんぱく質がアレルギーを引き起こします。ダニはどこにでもいるのでまったくなくすことは難しいのですが、工夫することで影響を小さくすることはできます。

室内アレルゲンのほかに、汗や紫外線、温度差、衣類や植物などとの摩擦、金属への接触、花粉、化粧品や薬物などいろいろなものが肌への刺激となります。

Column

「アレルギー反応とアトピー性皮膚炎」

免疫機能は、本来は細菌やウイルスなどが体に侵入してきたときにそれらを排除する仕組みです。外部からの刺激を異物だと認識し、対抗するために、その異物に特異的な IgG 抗体や IgM 抗体などを作ります。細菌やウイルス以外にアレルゲンとなる物質に対しては、IgG 抗体だけでなく、そのアレルゲンに対する特異的な IgE 抗体が作られることがあります。これを「感作《かんさ》」といいます。

IgE 抗体の一部は、ほぼ全身の組織に分布するマスト細胞に結合しており、アレルゲンが体内に侵入すると IgE 抗体と結合し、マスト細胞からヒスタミンなどの有害物質が放出されます。これがアレルギー反応と呼ばれる現象で、蕁麻疹《じんましん》があらわれてかゆくなったり、嘔吐や呼吸困難をきたすアナフィラキシーを起こすこともあります。

アトピー性皮膚炎の患者さんはダニのアレルゲンに感作を受けている方が多く、ダニの多い環境で生活すると皮膚状態が悪化する場合もあります。ダニの糞や死骸に含まれるアレルゲンを大量に吸入したり、ダニが繁殖した食物（袋を開封したまま保存していた小麦粉など）を食べたりするとアナフィラキシーを起こす危険性もあります。

「アレルギー体質」も悪化の要因の一つになる

なんらかのアレルゲンに対する「特異的ＩｇＥ抗体」が陽性を示す体質、つまり、特定のアレルゲンへのアレルギー反応を起こすＩｇＥ抗体を持っている体質を「アレルギー体質」といいます。アレルギー体質があれば必ずアレルギー反応が起こるというわけではありませんが、起こる可能性はあり、それによってアトピー性皮膚炎が悪化する場合もあるため、アレルギー体質もアトピー性皮膚炎の悪化に関わる要因の一つといえます。

アレルギー体質には遺伝性があることがわかっていますが、必ず遺伝するわけではありません。親がアレルギー体質だからといって子どももそうだとはかぎりません。反対に、子どもだけがアトピー性皮膚炎を発症するというケースもあります。

［アトピー性皮膚炎の発症］

アレルギー体質があると…

アレルギーを起こしやすくなる

⇦

アレルギー反応を起こすと…

アトピー性皮膚炎を悪化させやすい

悪循環を断ち切ることが必要

アトピー性皮膚炎の症状の特徴として強いかゆみがあります。かゆければかいてしまうものですが、よく「かきこわし」などと呼ばれるように、かくことで肌を傷つけてしまうことが多いのです。

かいても炎症自体が治ることはなく、一時的に気が紛れてもまたかゆみはぶり返します。かく刺激や傷ついたことでさらにかゆみが強くなることもあります。また、同時に皮膚のバリア機能も弱くなってしまいます。

かゆいのでかき、肌が傷ついて炎症が悪化し、かゆみが強くなり、肌を保護する機能も同時に低下していく悪循環です。

かゆみを我慢すればこの悪循環は断ち切れ

［アトピー性皮膚炎の悪循環］

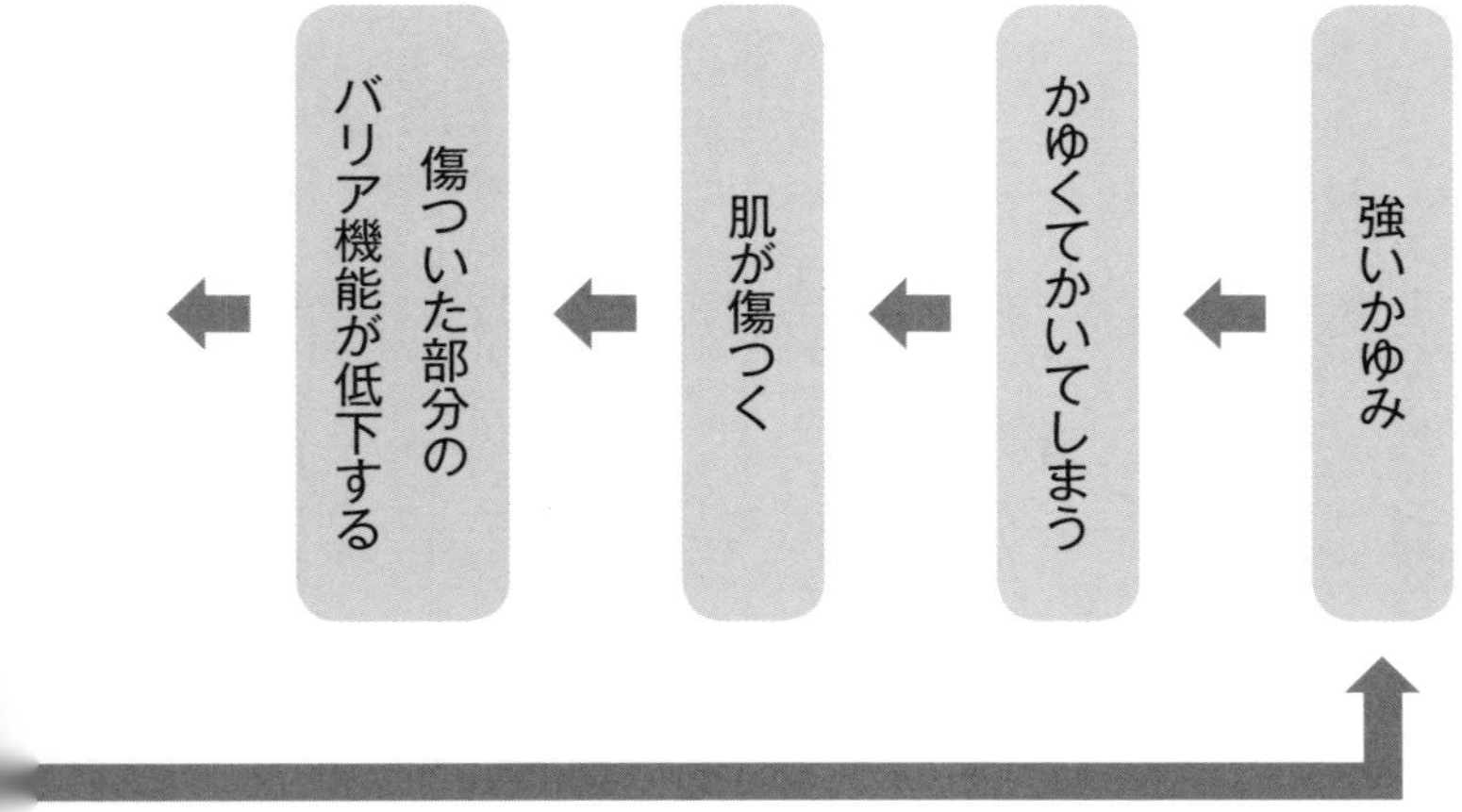
強いかゆみ
かゆくてかいてしまう
肌が傷つく
傷ついた部分の
バリア機能が低下する

ますが、理屈ではそうであっても、なかなか我慢できるかゆみではありません。本人がかかないつもりでも無意識にかいたり、寝ている間にかいたりしていることもよくあります。

かゆみがある間はストレスがたまるので、イライラしたり集中力が低下したり、夜間眠れなかったり、生活にも影響します。

健康な肌は刺激にも強く、炎症も起こしにくくなります。悪循環を断ち切るためには、まずかゆみを止めることが第一です。かゆみを激減させる注射薬が登場しましたが、塗り薬（外用薬）の適切な使用で皮膚をきれいにしてかゆみを減らすのがもっとも効果的です。そしてかゆみを止め、肌を健康な状態に戻し、それを保つことがアトピー性皮膚炎の治療となります。

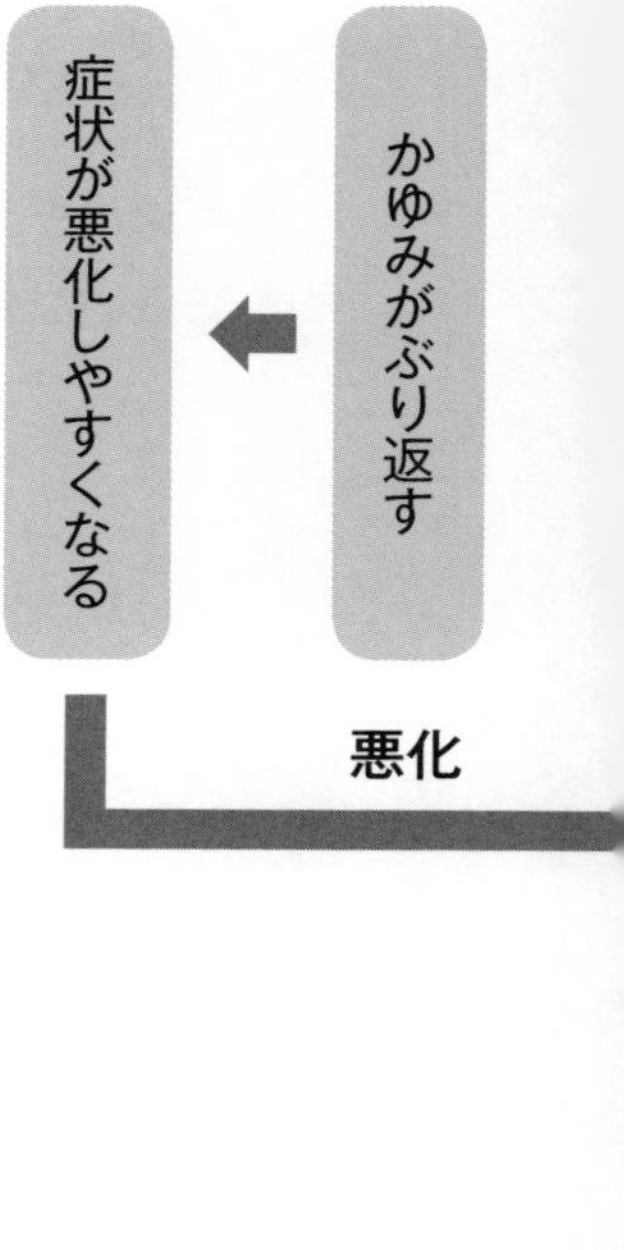
かゆみがぶり返す
症状が悪化しやすくなる
悪化

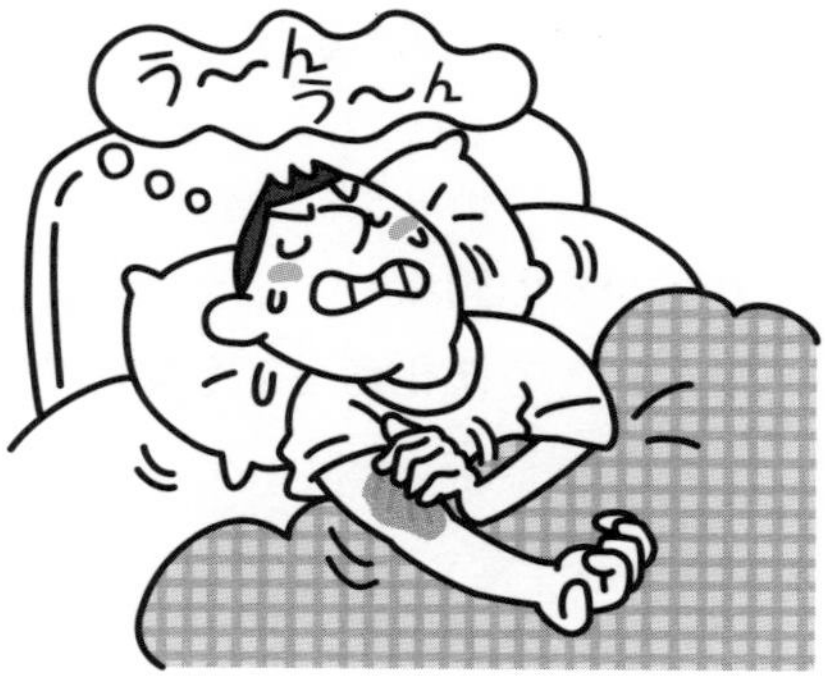
う〜ん
う〜ん

さまざまな要因に、総合的に対処していく

アトピー性皮膚炎にはこのように、さまざまな要因が関わっています。

「そういう体質だから…」と悲観しすぎず、自分の体質をよく把握したうえで、個別に治療を考えていくことで症状をコントロールできます。

すぐにすっきり治らなくても、悪循環を断ち切り、今以上に悪化させないこと、今よりもよい状態にするように心がけていくことで、いつの間にか症状があらわれていない状態（寛解）になっていることが多いものです。

アトピー性皮膚炎の発症や悪化にはいろいろな要因が関わっている

- アレルギー体質
- 遺伝的な要因
- 環境要因
- 外部からの刺激
- かくことで悪化させてしまう

アトピー性皮膚炎の主な症状と経過

主な症状は「皮疹」と「かゆみ」

アトピー性皮膚炎の主な症状は「皮疹」と「かゆみ」です。皮疹には急進期と慢性期の症状があります。

●急進期の症状

皮疹には、さまざまなタイプがあります。年齢によってあらわれ方やあらわれる部位の傾向が異なりますが、全年齢に共通する傾向として、皮疹があらわれる部位の皮膚が乾燥傾向になります。これを乾皮症《かんぴしょう》、ア

■皮疹のタイプ

①	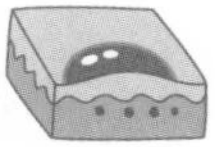	紅《こう》　斑《はん》	赤みを帯びた皮疹
②	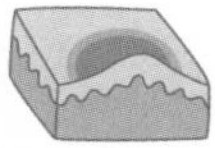	丘《きゅう》　疹《しん》	ブツブツと隆起する
③	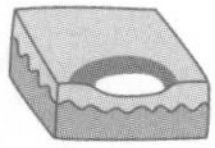	小水疱《しょうすいほう》	小さな水ぶくれ
④	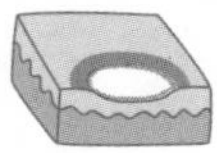	膿《のう》　疱《ほう》	膿を持った水ぶくれ

これらの皮疹が、重症化して、びらん（ただれ）、痂皮《かひ》（かさぶた）、落屑《らくせつ》（うろこ状に皮膚がはがれ落ちる）などが生じ、長期化するうちに肥厚《ひこう》や色素沈着などの皮膚の変性につながる

トピックスキンと呼びます。すでに症状は始まっているのですが、乾燥しているというだけでは気づかないかもしれません。

こうしたところにあらわれやすい初発、もしくは出現したばかりの皮疹は、赤みを帯びる紅斑《こうはん》とブツブツ隆起する丘疹《きゅうしん》が特徴です。なかには表皮の下に小さな水ぶくれ（小水疱《しょうすいほう》）を持つものもあります。これらをかきこわすと滲出液《しんしゅつえき》が出て、痂皮《かひ》（かさぶた）となります。また、黄色ブドウ球菌などの感染症を起こしてただれたり、膿むこともあります。

●慢性期の皮疹

治り切らずに慢性化した状態の症状の特徴としては、皮膚が厚くなる肥厚《ひこう》や皮疹のあとが黒ずんで見える色素沈着などが挙げられます。

表皮は多少傷がついても、どんどん細胞が生まれ変わり新しい皮膚ができ、修復、保護しようとします。これを新陳代謝《しんちんたいしゃ》（ターンオーバー）といいます。

正常な皮膚は約1ヵ月かけてターンオーバーが行われますが、アトピー性皮膚炎の皮膚のターンオーバーのサイクルは短く、数日ということもあります。かきこわしがくり返されたり、表皮が損なわれた状態が続いた部位では、新しい皮膚を早く作ろうとして表皮形成のサイクルが短くなり、不完全な角質層ができるので皮膚が厚くなるのです。肥厚した皮膚は本来の健康な皮膚とは異なり、はがれやすく落屑《らくせつ》が増えます。苔癬《たいせん》化《か》病変《びょうへん》とも呼ばれますが、皮膚が分厚くなってもバリアはむしろ低下しているのです。

また、慢性化、重症化の症状としてはかゆみを伴うしこりである痒疹《ようしん》結節《けっせつ》ができることもあります。

●あらわれ方の特徴

皮疹はアトピー性皮膚炎に限らずさまざまな原因によってあらわれるものです。アトピー性皮膚炎の皮疹には、体の左右対称にあらわれるという特徴があります。

例えば右肘のまわりに皮疹が生

■アトピー性皮膚炎の皮疹のあらわれやすい部位

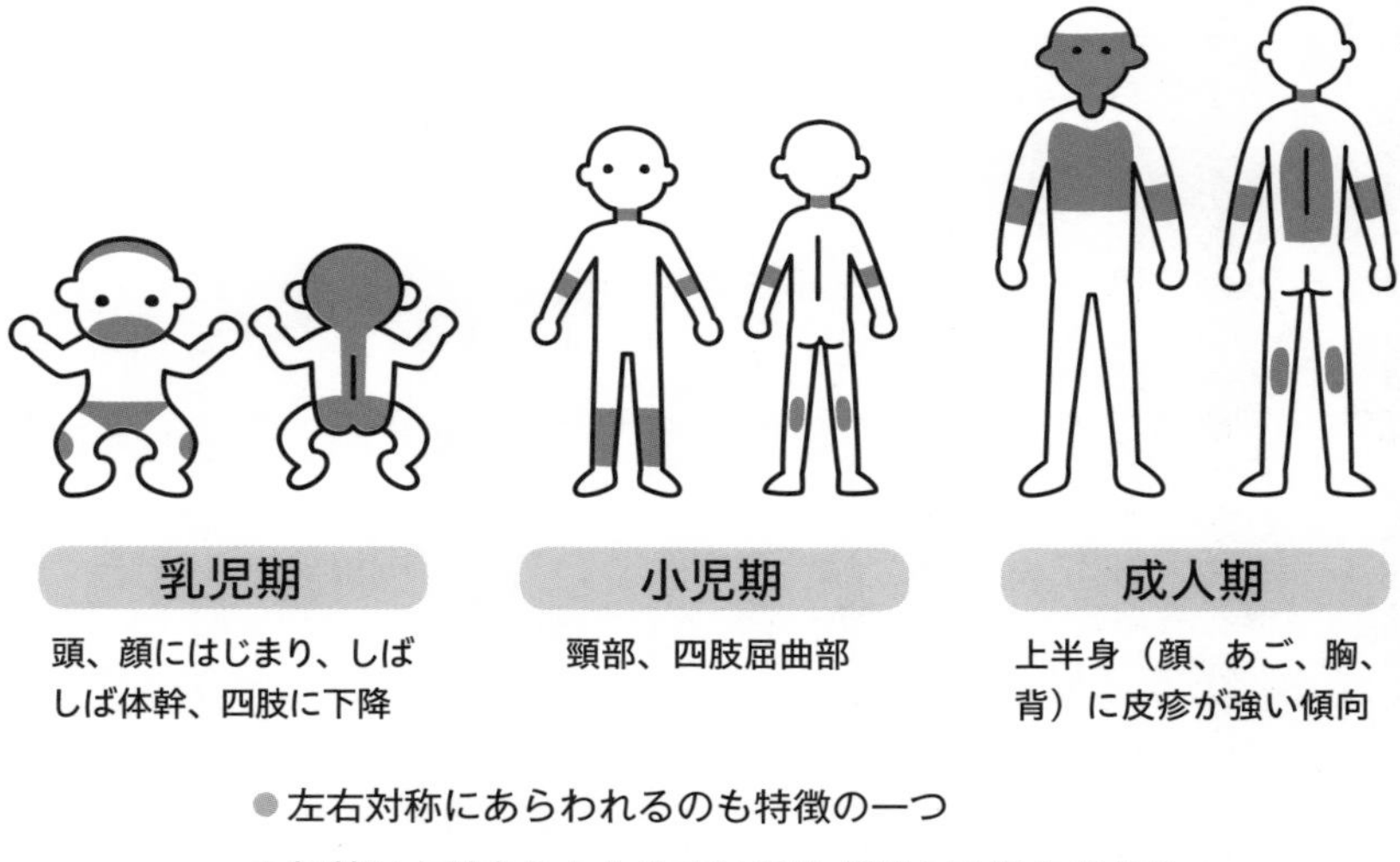

●左右対称にあらわれるのも特徴の一つ

●年齢によりあらわれやすい部位が異なる傾向がある

じたときには、左腕の同じ部分にも皮疹がみられることがよくあります。

アトピー性皮膚炎の皮疹は、基本的に体のどの部分にも生じます。そのなかでも年齢によって出やすい場所が異なり、赤ちゃんは顔などに、子どもは顔や首、肘、膝などによくみられます。大人では顔や首、胸、背中などの上半身に出やすいという傾向があります。

●かゆみ

皮膚の病気の多くはかゆみの症状を伴います。かゆみは掻痒《そうよう》ともいい「かきたいという衝動を引き起こす不快な感覚」で、アトピー性皮膚炎ではもっとも基本的な症状の一つです。

かゆみによって皮膚をかきこわして悪化させてしまうことを始め、不快感からストレス、集中力の低下、不眠など日常生活に大きな影響を及ぼします。また、かゆみとともに痛み(疼痛《とうつう》)を感じることもあります。小児では、かゆみによる不眠で成長に影響が生じることもあり、低身長の原因の一つとも考えられています。

かゆみは炎症からひき起こされ、末梢神経《まっしょうしんけい》から神経伝達を経て中枢神経《ちゅうすうしんけい》、脳へと伝わり、さらにかきたいという衝動につながっていきます。かゆみの感覚が伝わる経路は複数あり、さまざまな情報伝達物質が関わっています。

アトピー性皮膚炎のかゆみ治療は、かゆみの大もととなる患部の炎症を鎮めるとともに、この経路のどこかに作用することで、不快感を解消してかきこわしを止めることも狙います。

皮疹とかゆみが慢性化して長期間続く

慢性的な病気であることもアトピー性皮膚炎の特徴のうちの一つです。

アトピー性皮膚炎は、基本的には遺伝や体質なども関係する慢性の病気です。一度治っても、再び発症しやすい体質であることは変わらず、再発することもよくあります。

日本の診断基準では、皮疹とかゆみがよくなったり悪くなったりすることが６ヵ月以上続くことをアトピー性皮膚炎の基準としています。国際的な診断基準には、６ヵ月という基準はありませんが、いずれにせよアトピー性皮膚炎では、徹底した治療をしないとよくなったり悪くなったりをくり返します。

治療については、「今ある症状を解消して終わり」というより、自分の体質のうちの一つだと考え、「各症状を落ち着いた状態にコントロールしながらじっくり付き合っていく」と考えたほうがうまくいきます。

年代別に見ると

日本国内のアトピー性皮膚炎の患者数は年々増加傾向です。３年ごとに行われる厚生労働省の調査では、２０１１年には36・９万人だった患者数が、２０１４年では42・０万人、２０１７年では45・０万人と報告されています。

日本では子どもの5～20％にアトピー性皮膚炎がみられるという報告があります。成人では、２００６～２００８年度厚生労働科学研究で、下図Ｂのように若い年代のほうが有病率が高いという報告があります。

初めて発症する年齢は生後３ヵ月くらいからの乳幼児期がもっとも多く、小児患者さんの60％が生後1年以内に発症しています。ま

■アトピー性皮膚炎の年齢別有症率

（調査年度・A ：2000～2002 年度、B ：2006～2008 年度）

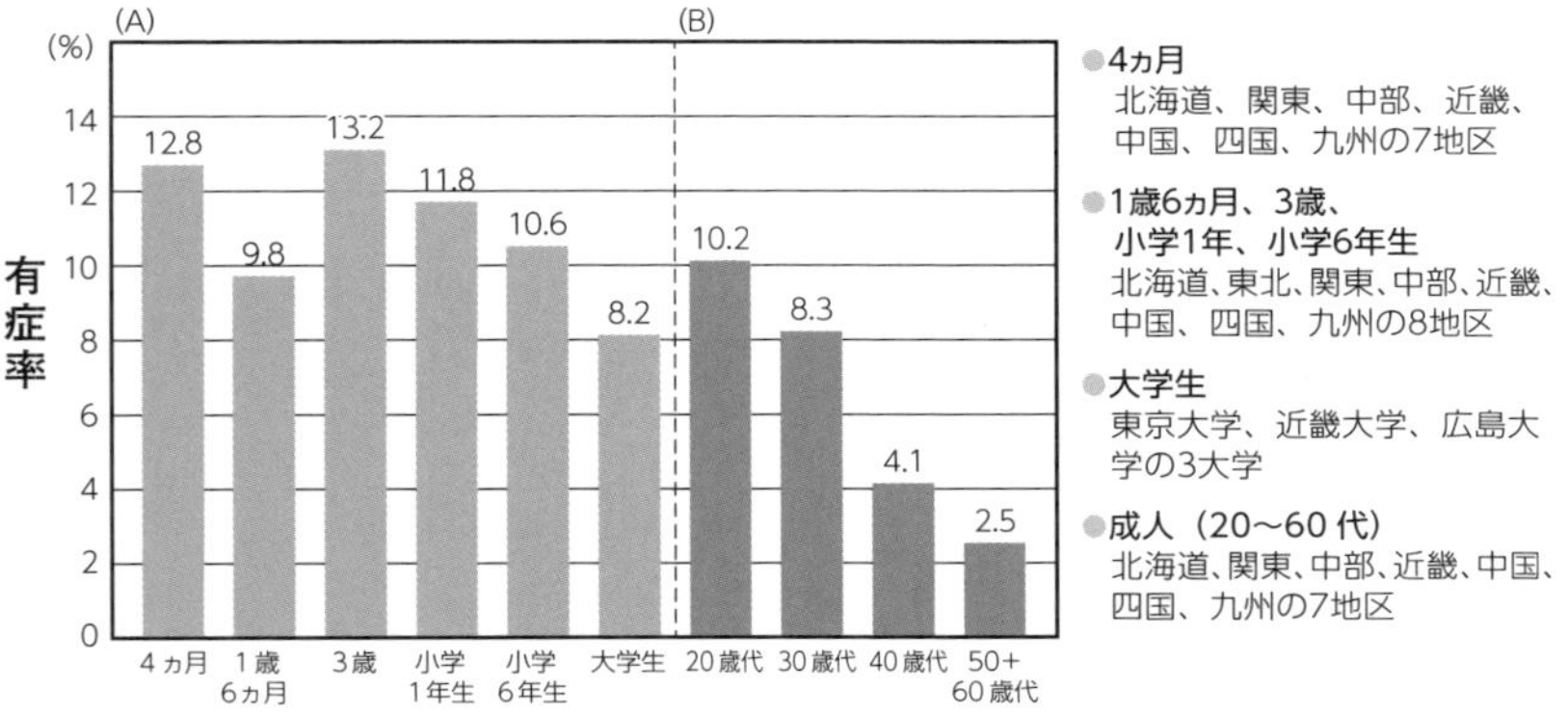

アトピー性皮膚炎診療ガイドライン 2018

た、小児患者さんの多くが５歳までに発症します。

小児期に発症した患者さんでは成長の過程で軽快することが多く、成人するまでに寛解するケースが比較的多数です。

一方で、寛解と再発をくり返しながら成人するまで症状を残すケースもあります。一般に、発症時の症状が軽度のほうが、早期に軽快する傾向にあります。

大人になってから初めて発症する人もいます。多いのは20～40代での発症ですが、高齢になってからの発症も珍しくはありません。比較的早期に発症することの多い病気といえますが、何歳でも発症する可能性があります。

各年代の患者さんを調べた報告では、小児では年齢が上がるにつれて重症以上の割合が

■年代別の重症度の割合

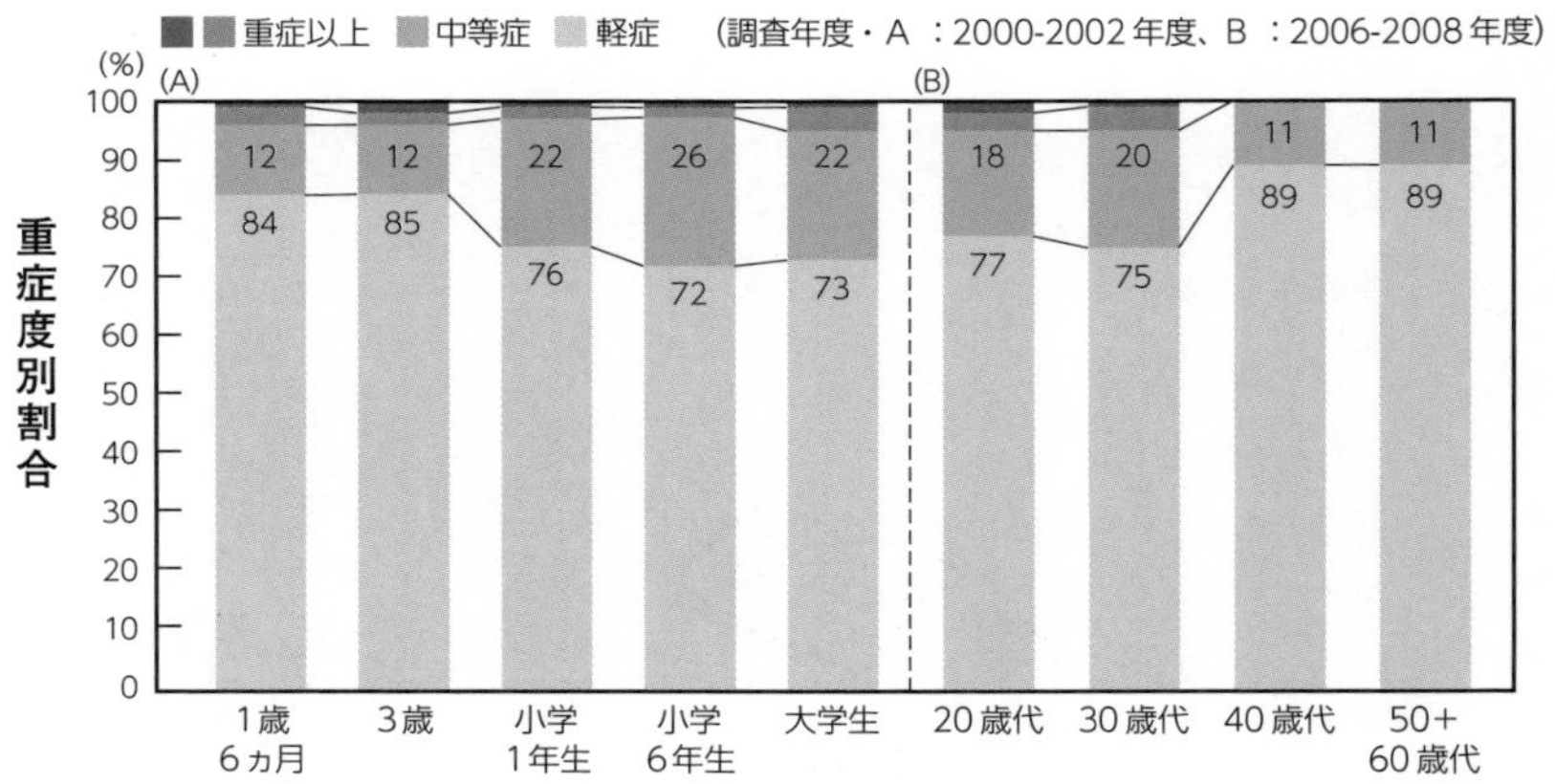

アトピー性皮膚炎診療ガイドライン2018

高くなり、成人後は年代が上がるにつれて減少しています。全年代を通じて7～8割の人は軽症で、2～3割の人が中等症以上の症状を持つという結果が出ています。

グラフのように重症以上の割合が比較的低い年代であっても、患者さんの1割は重症以上の症状を抱えていますので、全年齢で重症化を防ぐための対処が必要と考えられます。

アトピー性皮膚炎がなかなか治らないわけ

どうして一度治っても、再発してしまうのか

アトピー性皮膚炎は、回復と悪化をくり返すことの多い病気です。小さい頃に発症して成長とともに治ったという人も多い一方、長期化、慢性化している人も少なくありません。「なかなか治らない病気」という印象をもっている人も多いのではないでしょうか。なかなか治らないという場合には、なんらかの理由があると考えられます。

薬を正しく使えていない

一つは、薬をきちんと使えていないケースです。アトピー性皮膚炎で皮膚科にかかると、多くの場合、ステロイド外用薬を処方されます。アトピー性皮膚炎治療ではこうした塗り薬の使用が多く行われます。適切に使用すれば効果が得られる薬剤です。

しかし、うまくその薬の効果を引き出せていないケースが見られます。外用薬の使用は患部に塗るだけ、と一見簡単そうなので、ここに誤解が生じてしまうケースがあります。

効果的な用量、用法、タイミングや薬の管理方法があり、それらは決して難しいものではないのですが、自己流で使用してしまい結果的に誤った使い方になり、薬の効果が得られないケースが少なくないのです。

たとえば、

・使用する量が少なすぎる
・短期間しか使わない
・感染症のある部位にステロイド薬を使用するなど使い方が間違っている
・効果が出始めたところで治ったと思って使用をやめてしまう
・必要なスキンケアを行わない

などのケースがよく見られます。

このほかに薬が症状に合っていない、作用が弱すぎるというケースもあります。

「なかなか治らない」を
解消するには
● 薬を正しく使うこと

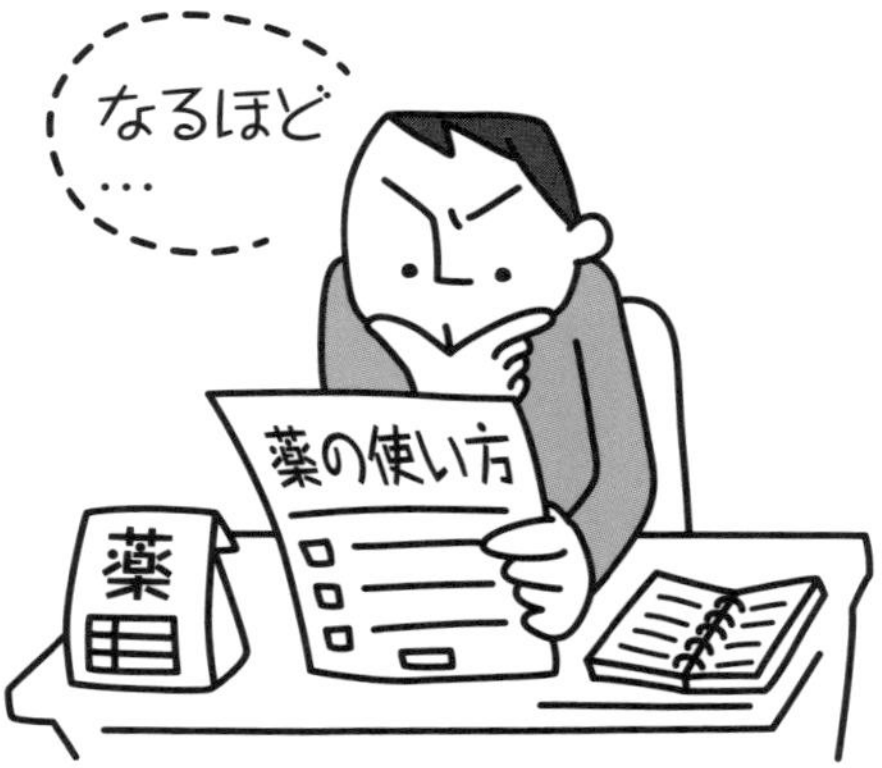

私たちの病院では、アトピー性皮膚炎の患者さんに薬の使い方やスキンケアの仕方など一連の手技をていねいに説明していますが、なかには「こういう話は初めて聞いた」と言う人もいます。薬は出してもらっていたものの、使い方がよくわからず、うまく治療できていなかったという人が、意外に多くいるのです。

受診時に時間がなかったのかもしれませんし、聞いても忘れてしまったり、「とにかく塗ればいいんでしょ」と細かいことに注意が向かなかったのかもしれません。

あるいは「副作用がこわいからできるだけ少なく塗ろう」「ちょっと治まってきたから後は自然に治るだろう」と自己判断したケースもあるかもしれません。こうした誤解もよくあります。

十分な効果を得るためにも薬の正しい使い方をあらためて確認し、皮疹やかゆみをしっかりと治すことが大切です。

●生活環境が変わらないので再発する

アトピー性皮膚炎の場合、発症の原因として、皮膚のバリア機能が低下していて、外部からの刺激を受けやすく、皮疹やかゆみが生じやすいということがあります。アトピー性皮膚炎の発症には環境も深く関わっていることがあるので、治療の際には発症に影響しやすい環境も一緒に改善することが望まれます。ダニやカビなどのアレルゲンへの接触も環境要因の一つです。

たとえ病院にかかって治療し、きれいな皮膚になっても、その後、変わらない環境で生活していれば、発症のリスクは高いままです。適切な治療を行っているのに、再発をくり返してしまうケースでは、環境に問題があると疑ってみる必要があります。

適切な治療と併せて、生活面も見直し、皮膚のバリア機能を補うことや、悪化因子を減らすことに取り組みましょう。

「なかなか治らない」を
解消するには
● 再発予防に取り組むこと

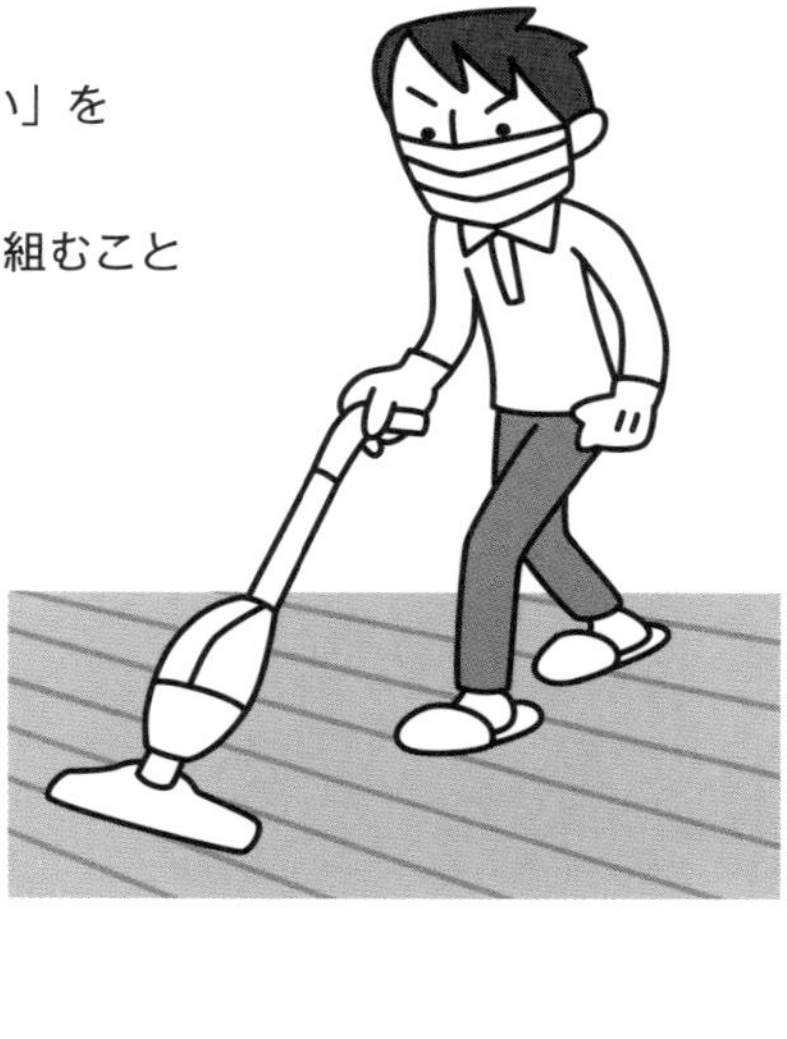

治療の効果をきちんと得るために

薬について不安を感じていませんか

治療を続けていてもなかなか皮疹やかゆみがなくならなかったり、すぐにぶり返したりすると、その治療に不安や疑問を感じるかもしれません。

冒頭で紹介したＤさんの事例では、アトピー性皮膚炎がなかなか治らないことに不安や疑問を感じていました。「もっとよい治療法があるのではないか」という考えから、医師以外の勧めによってステロイド外用薬の使用を中断し、「脱ステロイド」という方法をとるようになりました。

アトピー性皮膚炎の患者さんがこのようなときにふと不安を感じてしまうきっかけになるのがステロイド薬への誤解と偏見です。ステロイド外用薬はアトピー性皮膚炎などの治療では第一選択です。ステロイドの働きを利用した薬剤は数多くあり、アトピー性皮膚炎以外のアレルギー疾患はもちろん数多くの病気の治療に使われています。主に炎症を抑える目的で使われています。

このステロイド薬にはかつて多くの誤解や偏見があり、一部にはいまだに根強く残っています。そのため、ステロイド薬による治療に抵抗感を持つ人がいて、副作用や依存性などを心配しています。

しかし、治療には必須の存在であり、正しく使うことで副作用などの危険性は少なく、大きな利益のある薬なのです。

こうしたことをきちんと理解し、治療開始時は納得して使用している患者さんでも、治療につまづきを感じたタイミングでふと「ステロイド薬ってこんなに長く使っていてもよいのだろうか」「病気は治らないのに、薬の副作用でさらに悪化しないだろうか」と不安に襲われてしまうのでしょうか。広告や根拠のない情報で「危険。使っているとかえって悪くなる。使わなくても治せる」などの言葉に耳を貸してしまうことがあります。ステロイド薬を使用しない脱ステロイドによる治療を提唱する人もいますが、過度な期待は禁物です。最終的な決定は患者さん本人がすべきですが、このようなことがきっかけで正しい治療から離れてしまうのはお勧めできないことです。

私たちの病院でも、Dさんと同じような疑問をもった人の相談を受けることがあります。そんなとき、私たちはステロイド外用薬のことを丁寧に説明し、安心して治療を続けてもらえるようにしています。

ステロイド薬

ステロイドというのは、ステロイドホルモンといって、腎臓の近くにある小さな臓器「副腎《ふくじん》」で作られるので副腎皮質《ふくじんひしつ》ホルモンとも呼ばれます。さまざまな種類があり、男性ホルモンや女性ホルモンとして働くものもあります。つまりもともと体内で作られ存在している物質です。これを人工的に合成し、薬にしたものがステロイド薬です。

ステロイド薬には「抗炎症作用」があります。アトピー性皮膚炎の人は皮膚に炎症が起きて皮疹やかゆみが生じているわけですが、ステロイド薬にはその炎症を抑え、皮疹やかゆみなどの症状を解消する働きがあります。

炎症というのは、体が異物によって刺激を受けたとき、その異物を排除しようとして引き起こされる反応です。皮膚では赤くなって熱を持ったり、痛みやかゆみを生じます。体に自然に備わっている、免疫機能の一つなのです。風邪をひいて喉が痛くなったり熱が出たりするのも、一つの炎症反応です。体に入った細菌やウイルスなどを排除しようとして、炎症が起きています。

風邪が自然に治るように、皮疹にも自然に治るものもあります。しかし、そうではないものもあります。体内で作られるステロイドホルモンだけでは、異物を排除できないこともあるのです。そのような場合に、私たちはステロイド薬を使ってステロイドホルモンの働きを補い、症状を治療していくわけです。

副作用

ステロイド薬は効果が高い反面、副作用もあります。安心して治療を行うためにも副作用についても知っておくことは大切です。

よくいわれる免疫抑制、糖尿病、成長抑制などのステロイド薬の副作用の多くは注射薬や飲み薬を長く使っている状態で起きます。

ステロイド内服薬の副作用

- 免疫抑制（感染症リスクが高まる）
- 糖尿病（ステロイド性糖尿病 血糖値が高くなる）
- 成長抑制（身長が伸びなくなる）
- 多毛（毛深くなる）
- 満月様顔貌（顔が丸くなる ムーンフェイス）
- 白内障

ステロイド外用薬の副作用

- 皮膚が薄くなる（使用を止めると元に戻るが、皮膚線条は残ることがある）
- とびひ、にきび、毛《もう》のうなどの感染症の悪化

副作用についても知っておくことが大事

点滴や飲み薬などで使用している場合には、より厳格な副作用への対処が求められます。

アトピー性皮膚炎で使用するステロイド薬は主に外用薬で患部にピンポイントに使用する局所療法のため、摂取するステロイドの量は非常に少なくて済みます。ですから通常使用する量では副作用はほとんどありません。成人で重症例に一時的に内服薬を使用することがありますが、この場合も長期間使用することはありません。

ただ、炎症を抑えるということは免疫の反応を抑えるということです。これは細菌などに抵抗する力が弱まるということでもあります。ですから傷や感染症のある部位には使いません。とびひやにきびなどほかの皮膚疾患を悪化させてしまうことがあります。

しかし、先述の抗菌ペプチドの項でお話ししたようにアトピー性皮膚炎自体もバリア機能の低下からこうした事態を招きます。医師と相談し、併存する皮膚疾患の治療とのバランスを見ながら薬を使うとよいでしょう。使用することで、皮膚の状態が悪くなると「ステロイドを使用したら悪化した」と誤解することがあります。ステロイド薬を使用して患部の状態が悪化したと感じた場合も医師に相談したほうがよいでしょう。

皮膚が黒くなるというのも誤解です。色素が皮膚に染みついて黒ずんでしまうのは、ステロイド薬のためではなく、炎症状態が長引くことによります。

ステロイドを使うほうがよいか、脱ステロイドがよいか

人間の体にはもともとステロイドホルモンがあるわけですが、ではステロイド薬を使ってバランスをとるのではなく、「脱ステロイド」で皮疹やかゆみを治そうとすると、どうなるのでしょうか。

人間の体には、自然治癒力があります。病気になって症状が出ると、それ以上悪化しないように、バランスをとろうとする働きがあるわけです。脱ステロイドを提唱する人はこの力を利用して病気を治そうと主張しているようです。

アトピー性皮膚炎の人が「脱ステロイド」をして患部をそのままにしておくと、自然治癒力が働きます。アトピー性皮膚炎は皮膚のバリア機能が低下している状態なので、体は自然にバリア機能を補おうとします。皮膚を厚くして、バリアを強化しようとするのです。結果として、皮疹が落ち着くこともあります。引っかいて傷ついた部分や、膿が出た部分も、より重い感染症などにならなければ、基本的には治っていきます。

ただし、皮膚は分厚く、黒ずんだ状態になって、平衡《へいこう》状態となります。ある程度、安定した状態ではありますが、悪化因子の影響は受け続けているので、かゆみは完全には消えません。

自分の本来の皮膚に戻ったわけではなく、少しかゆみがあり、分厚く黒ずんだ皮膚になって、落ち着いてしまいます。脱ステロイドという方法でも、そのような形で皮膚を一定の状態に保つことはできるわけです。

ステロイド外用薬で治療するためには、先ほど解説した通り、バランスをとって、適切な量・適切な濃度の薬を使っていく必要があります。薬には作用と副作用があるため、副作用が出ないように、正しい使い方をしなければいけません。薬を使うだけでなく、スキンケアをすることも必要になります。それを面倒だと感じる人もいるかもしれません。

一定の手間をかけ、ステロイド外用薬を使って炎症を抑え、本来の皮膚の厚さや色に戻して、かゆみのない状態を保つのか。それとも、薬を使わないで厚みのある皮膚をつくり、かゆみを我慢していくか。どちらを選ぶのかは、患者さんそれぞれの自由です。

本書ではステロイド外用薬を使用した治療を、アトピー性皮膚炎の治療の基本としています。ステロイドを使うか、「脱ステロイド」をとるかで悩んでいる人は、この機会にご自身がこれまで行ってきたアトピー性皮膚炎治療がどのようなものであったか、適切であったかふり返ってみてください。

ステロイドを使うか、「脱ステロイド」をするか

ステロイドを使う

治療

- 適切な量・適切な濃度の薬を使う
- そのために定期的に通院する必要がある
- 同時にスキンケアも行うことが重要

その結果

→皮膚はきれいになり、本来の厚さ・色を維持できる

→かゆみも基本的には解消されていく

「脱ステロイド」をする

治療

- 薬を使うことをやめる
- 定期的に通院する必要はなくなる
- スキンケアなど生活上の注意点はある

その結果

→皮膚は分厚く硬くなり、黒ずんで平衡状態になる

→かゆみは残ってしまう場合が多い

発症のメカニズムを理解し、正しい治療を受けよう

アトピー性皮膚炎の発症には、体質（アトピー素因《そいん》）も関係しています。こうした体質は治療では変えていくことができないので、長く付き合う方法を考えていくことになります。

急進期はすみやかにステロイド薬などで対処するとともにスキンケアを同時に行うことで、急性の症状を鎮め、肌をより症状の起こりにくいきれいな状態にし、バリア機能を高めます。このとき重要なのが、悪化要因、つまり肌への刺激を遠ざけることです。

冒頭で紹介したCさんは、治療後に再発予防に取り組んでいました。一度治っても、もともとの体質は変わらないので、ここで再発に備えることが大切なのです。

その方法とは、皮膚炎を起こすきっかけとなる要因を遠ざけることです。具体的な方法は後述しますが、掃除をまめに行ってダニなどのアレルゲンの影響をなるべく受けないようにすることや、肌に合わない化粧品や衣類などを避け、肌に合うものを使用することです。

皮膚炎の起こりにくい生活や環境を整えていけば、たとえ体質的な要因があっても、皮疹やかゆみはかなり出にくくなります。こうした方法で、ほとんど薬のいらない生活をしている患者さんもいます。

私の診る患者さんも、治療を始めた最初の頃は皮疹やかゆみ、不眠や外見などの悩み、薬のことなどを質問し、ほかのことはあまり話題にしませんが、治療を受けて回復していくうちに、目の前の症状や治療以外の話題が増えてきます。

症状に悩まされず不安が消えていくと、進学や就職、趣味や旅行など関心事や生活範囲が広がって、そのなかでどのように治療と付き合っていこうかと考えるようになるのでしょう。「早く病院にかかればよかった」と言う方も少なくありません。

そのような光景に接すると、私も患者さんを「正しい治療につなげることができてよかった」と心から思います。

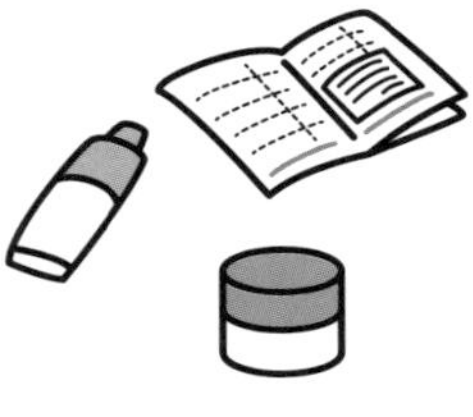

第2章

アトピー性皮膚炎の正しい治し方

●●●

正しい治療を始めよう

症状がひどくなる前に受診する

アトピー性皮膚炎は、重症化してからでも治療できる病気です。しかし、放置して進行してしまうと、かゆみや不快感に悩まされた期間の分患者さんの生活の質（ＱＯＬ）は低下し、肌の状態も悪くなり治るのに時間がかかるようになってしまいます。重症例では、入院治療が必要になる場合もあります。

症状に気づいたら、悪化する前にできるだけ早く受診することをお勧めします。とくにまだ受診したことがない人、しばらく受診していない人、受診したものの症状を抑えられていない人は受診したほう

症状がひどくなる前に受診

- 未受診の人
- 最後の受診から時間がたっている人
- 皮膚科で治療中だが症状が抑えられていない人

がよいでしょう。受診の間隔に厳密な基準はありませんが、できれば半年から1年に一度は受診したほうがよいでしょう。

軽度であったり、かゆみが少ない場合には自然に治癒することもなくはありません。しかし、多くの場合は様子を見たり、放置することで症状は強くなっていきます。かくことで肌を傷つけ、バリア機能をさらに低下させる悪循環に陥ることは避けなくてはなりません。そして、重症化するまでの期間には個人差があり、何日程度なら様子を見ていても大丈夫だという基準はありません。軽症でも、症状があれば受診を検討しましょう。

アトピー性皮膚炎ですでに受診し、正しい薬の使い方を身につけていれば、再発時にも医師の指示通りに対処することで進行を止められるでしょう。

アトピー性皮膚炎の受診先の探し方

アトピー性皮膚炎で受診する場合は、皮膚科かアレルギー科が主な診療科となります。これらの診療科であれば基本的に多くの医療機関で治療を受けることができます。小児科や内科でも診てもらえる場合もあります。かかりつけ医がいる場合には相談してみるのもよいでしょう。通いやすい医療機関が望まれます。

心当たりの医療機関がない場合には皮膚科かアレルギー科を探します。しかしそれらのなかには、たとえば皮膚科でも美容専門であったり、アトピー性皮膚炎をほとんど診ていない医療機関もありますし、アレルギー科もぜんそくや食物アレルギーを始め幅広く、専門が分かれていることもあります。標榜《ひょうぼう》している看板だけではわからないこともあります。

日本アレルギー学会では公式ウェブサイトで、学会の認定した専門医・指導医の情報を公開しています。専門医や指導医は、知識や経験が豊富な医師です。学会が設定した一定の基準をクリアして、学会の認定を受けています。こちらを参考にしてもよいでしょう。

しかし、学会が認定する専門医や指導医も、アレルギーを専門としていることは共通していますが、主にみている領域は医師によって異なり、内科や小児科、耳鼻咽喉科、皮膚科など、さまざまです。アトピー性皮膚炎は皮膚の病

専門医・指導医を探せるウェブサイト

日本アレルギー学会の公式ウェブサイト「一般の皆様向けコンテンツ」
https://www.jsa-pr.jp/index.html

「専門医ってなあに？」「専門医をさがしたい」などの項目がある。
アレルギー専門医を一覧から地域別に検索することができる

気なので、アレルギー専門医で「皮膚科」、子どもの場合には「小児科」を専門領域としている医師を探しましょう。

いずれにしても初診の予約時には、アトピー性皮膚炎の診療を行っていることを確認する必要があります。

重症例ではなく、基本的な治療であれば、アトピー性皮膚炎の診療を行っている医療機関を見つけることはそれほど難しくないでしょう。

アトピー性皮膚炎の基本的な診断

初診時には診断が行われます。日本皮膚科学会が「アトピー性皮膚炎の定義・診断基準」を作成し、公表しています。医師は多くの場合、この診断基準を参照してアトピー性皮膚炎の診断を行っています。

診断基準には大きく3つの項目があります。①かゆみがあること、②特徴的な皮疹があること、③慢性・反復性の経過をたどっていること、の3つです。経過は乳児で2ヵ月以上、それ以外は6ヵ月以上とされていますが、これは日本の基準です。

アトピー性皮膚炎に特徴的な皮疹があり、かゆみをともなっていて、長期間、よくなっ

■アトピー性皮膚炎の定義・診断基準（日本皮膚科学会）

アトピー性皮膚炎の定義（概念）

アトピー性皮膚炎は、増悪・寛解を繰り返す、瘙痒のある湿疹を主病変とする疾患であり、患者の多くはアトピー素因を持つ。

アトピー素因：❶家族歴・既往歴（気管支喘息、アレルギー性鼻炎・結膜炎、アトピー性皮膚炎のうちいずれか、あるいは複数の疾患）、または❷ IgE 抗体を産生し易い素因。

アトピー性皮膚炎の診断基準

1．瘙痒

2．特徴的皮疹と分布

❶皮疹は湿疹病変

・急性病変：紅斑、湿潤性紅斑、丘疹、漿液性丘疹、鱗屑、痂皮

・慢性病変：浸潤性紅斑・苔癬化病変、痒疹、鱗屑、痂皮

❷分布

● 左右対側性

好発部位：前額、眼囲、口囲・口唇、耳介周囲、頸部、四肢関節部、体幹

● 参考となる年齢による特徴

乳児期：頭、顔にはじまりしばしば体幹、四肢に下降。

幼小児期：頸部、四肢関節部の病変。

思春期・成人期：上半身（頭、頸、胸、背）に皮疹が強い傾向。

3．慢性・反復性経過（しばしば新旧の皮疹が混在する）

：乳児では２ヵ月以上、その他では６ヵ月以上を慢性とする。

上記１、２、および３の項目を満たすものを、症状の軽重を問わずアトピー性皮膚炎と診断する。

そのほかは急性あるいは慢性の湿疹とし、年齢や経過を参考にして診断する。

除外すべき診断（P63 下表）

診断の参考項目

・家族歴（気管支喘息、アレルギー性鼻炎・結膜炎、アトピー性皮膚炎）

・合併症（気管支喘息、アレルギー性鼻炎・結膜炎）

・毛孔一致性の丘疹による鳥肌様皮膚

・血清 IgE 値の上昇

臨床型（幼小児期以降）

・四肢屈側型・痒疹型

・四肢伸側型・全身型

・小児乾燥型・これらが混在する症例も多い

・頭・頸・上胸・背型

重要な合併症

・眼症状（白内障、網膜剝離など）：とくに顔面の重症例

・カポジ水痘様発疹症

・伝染性軟属腫

・伝染性膿痂疹

アトピー性皮膚炎診療ガイドライン 2018

たり悪くなったりすることが続いていれば、アトピー性皮膚炎と診断するということになります。ただし、診断基準はあくまでも基準であり、この基準を厳格に満たさなくても、アトピー性皮膚炎に特徴的な皮疹やかゆみが出ていて、患者さんが苦しんでいれば、治療を始めます。

アトピー性皮膚炎の診断を補助する検査

　診察ではまず皮膚の状態を診て、経過を尋ねます。傷があれば傷の状態、感染症などを起こしていないかなども確認します。かゆみの程度や症状によるＱＯＬの低下を評価するために、質問票を使うこともあります。

　アトピー性皮膚炎であるかどうかと同時に重症度の評価も行います。厚生労働科学研究班の開発

■ アトピー性皮膚炎重症度のめやす

最重症	強い炎症を伴う皮疹**が体表面積の 30% 以上にみられる。
重症	強い炎症を伴う皮疹が体表面積の 10% 以上、30% 未満にみられる。
中等症	強い炎症を伴う皮疹が体表面積の 10% 未満にみられる。
軽症	面積にかかわらず、軽度の皮疹*のみみられる。

＊軽度の皮疹：軽度の紅斑、乾燥、落屑主体の病変

＊＊強い炎症を伴う皮疹：紅斑、丘疹、びらん、浸潤、苔癬化などを伴う病変

した「重症度のめやす」などが参照されます。この「めやす」は皮膚炎の重症度を示すもので、軽度の皮疹がみられる場合を「軽症」、強い炎症をともなう皮疹が体の10％以上、30％未満にみられる場合を「重症」としています。

重症度の分類にはほかにも日本皮膚科学会によるものや、海外の「ＳＣＯＲＡＤ」や「ＥＡＳＩ」などもあります。

血液検査や皮膚テストなどの検査を行う場合もあります。

血液検査では、ＩｇＥ抗体というアレルゲンの抗体の量を調べる検査や、アトピー性皮膚炎特有のＴＡＲＣという物質の量を調べる検査を行います。ＴＡＲＣは皮膚や胸腺《きょうせん》などでつくられる物質で、アトピー性皮膚炎の皮

■それぞれの皮疹の重症度

重症	高度の腫脹／浮腫／浸潤ないし苔癬《たいせん》化《か》を伴う紅斑《こうはん》、丘疹《きゅうしん》の多発、高度の鱗屑《りんせつ》、痂《か》皮《ひ》の付着、小水疱、びらん、多数の掻破痕《そうはこん》、痒疹《ようしん》結節などを主体とする。
中等症	中等度までの紅斑、鱗屑、少数の丘疹、掻破痕などを主体とする。
軽症	乾燥および軽度の紅斑、鱗屑などを主体とする。
軽微	炎症症状に乏しく乾燥症状主体

「病気としての重症度」より、「それぞれの皮疹の重症度」を評価。患部が狭い範囲であってもジュクジュク膿んでいれば強い治療を必要とし、全身であっても多少カサカサする程度であれば強い治療は必要としない。

疹が悪化すると量が増えるため、皮膚の状態を調べる指標として使われています。

皮膚テストは皮膚でアレルゲンへの感作の状態を調べることもあります。

似ている病気の診断

このようにして診断を行い、さらにほかの病気ではないかどうかもチェックします。これを鑑別といいます。

アトピー性皮膚炎に、抑うつや不安感など精神的な症状が併存してみられる場合は精神科などと連携して治療を行うこともあります。

皮膚炎はアトピー性皮膚炎以外でも生じます。例えば金属などで皮膚がかぶれる「接触

■アトピー性皮膚炎と区別するべき病気

（1）接触性皮膚炎
（2）脂漏性皮膚炎
（3）単純性痒疹
（4）疥癬
（5）汗疹
（6）魚鱗癬
（7）皮脂欠乏性湿疹
（8）手湿疹
（9）乾癬
（10）皮膚リンパ腫
（11）免疫不全による疾患
　1）Wiskott-Aldrich 症候群
　2）高 IgE 症候群
（12）膠原病
　（全身性エリテマトーデス、皮膚筋炎）
（13）ネザートン症候群

ただし、これらは合併することがある

アトピー性皮膚炎診療ガイドライン 2018 より

皮膚炎（接触性皮膚炎）」などです。

ほかにも紅斑と鱗屑が症状の「脂漏性皮膚炎」、かゆみの強い丘疹やしこりが症状の「単純性痒疹」、ヒゼンダニが原因の「疥癬《かいせん》」、汗が原因の「汗疹《かんしん》（あせも）」など、アトピー性皮膚炎のように見えたり、アトピー性皮膚炎に合併してあらわれる病気があります。

初診で鑑別できる場合もありますが、診断や治療の過程で、そのような病気がわかってくる場合もあります。さらに、これらの病気がアトピー性皮膚炎の発症につながることもあります。ですから、アトピー性皮膚炎ではないとしても放置せず、適切に対処しなくてはいけません。

治療の基本は①薬、②スキンケア、③悪化要因の除去

アトピー性皮膚炎がわかったら、治療を始めます。初診時にステロイド薬と保湿剤などの外用薬を処方されることが多く、薬の効果を確認するため、数日から数週間後に再診するようにいわれることが多いでしょう。

治療開始時はかゆみや赤みなど不快な症状がありますから、それらが薬で改善していくのを実感することができます。悪化したり、改善しない場合は医師に相談します。薬が合わ

ないか、使い方が間違っている可能性がありま す。そして初診時より悪化することなく、症状が鎮まったらスタートは成功といえるでしょう。

そして大切なのはいったん急性の症状が治まってからです。

標準治療には３つの柱があります。①薬をきちんと使うこと、②適切なスキンケアをすること、③アトピー性皮膚炎を悪化させる要因を除去すること、の３つです。これらすべてを十分な期間続けることが大切なのです。

①の薬の使用も、症状が治まったからと自己判断ですぐにやめるとぶり返してしまう可能性があります。同時に②スキンケアと③悪化要因の除去も行い、これらは通常①より長期的に考えていく必要があります。

これが治療の基本となります。

■治療の３本柱

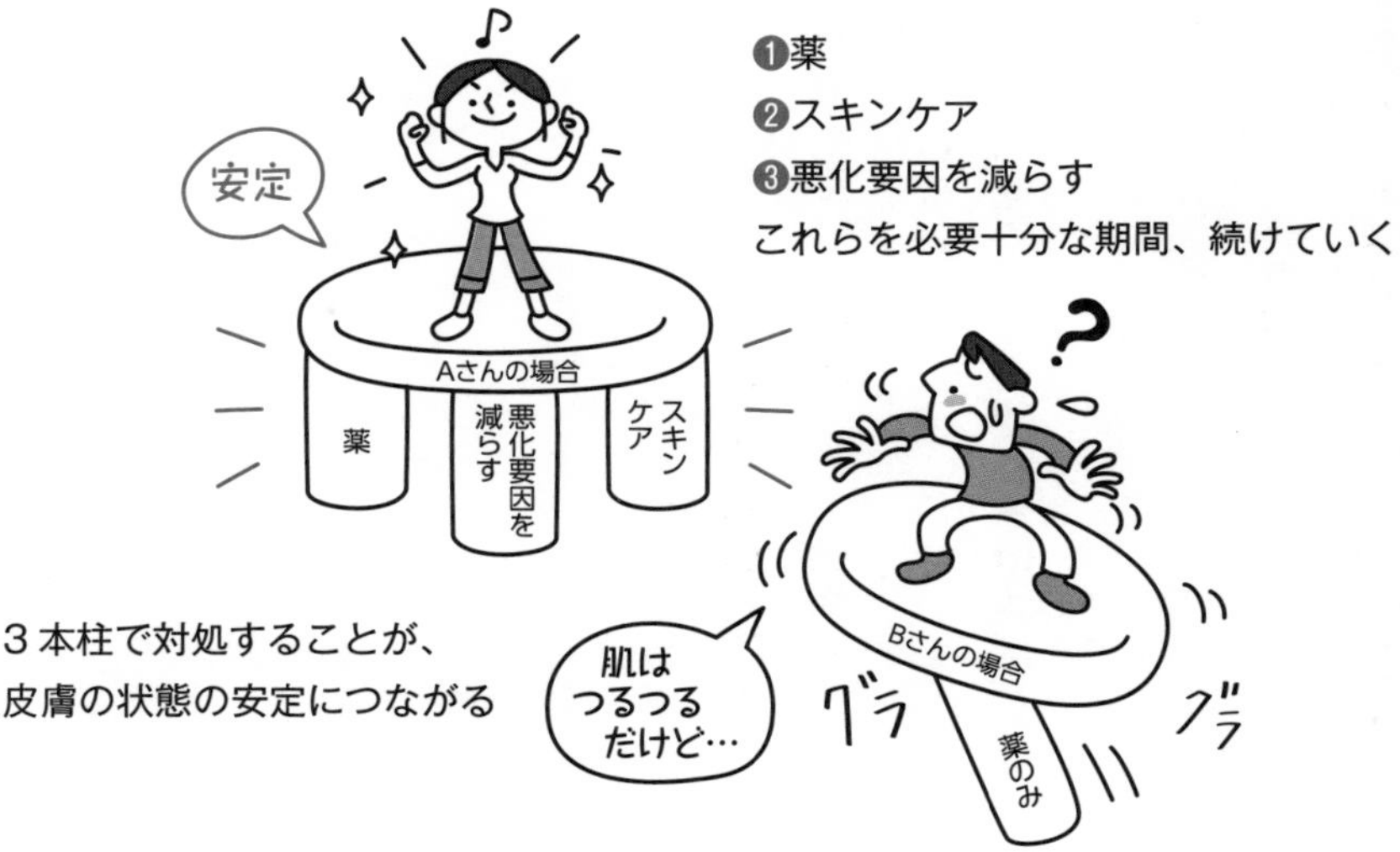

❶薬
❷スキンケア
❸悪化要因を減らす
これらを必要十分な期間、続けていく

3本柱で対処することが、
皮膚の状態の安定につながる

治療が正しいとは?

「エビデンス」に注目する

この本では、3本柱の治療を標準治療――「正しい治し方」として紹介しています。なぜ正しいと言えるのか、それは、この治療法は信頼できるエビデンスに基づいているからです。「エビデンス」とは論拠《ろんきょ》のことで、医学においては医学的、科学的に正しい方法で検証されたかどうかを評価します。エビデンスに基づく医療をエビデンス・ベースド・メディシン(EBM)といいます。本書で紹介する情報もEBMです。

ではエビデンスさえあればよいのでしょうか。日々接する医療や健康に関わる情報はどうでしょうか。聞いていて「それはどうかな」と思うものでも「医学的根拠に基づいています」「研究論文があります」などと謳《うた》っているものが意外にあります。

しかし、ある調査や研究で「この方法で病気が治った」などの結果が出ていても、その調査方法やデータの取り方が不適切かもしれません。偶然たまたまそうなっただけの現象を、つねにそうであるかのように取り上げているかもしれません。

論文があるという場合も同様です。論文なら誰でもいくらでも書けます。専門家に査読《さどく》され、信頼の高い科学雑誌に掲載され、同じ分野の知識がある研究者たちの厳しいチェックを受けている論文とそうでないものを同等には扱えません。

各エビデンスには信頼できるかどうかのレベルに違いがあるのです。医学的には、エビデンスの水準つまりレベルの高さは、下の表のように考えられています。

推奨グレードが上にあるほど、偶然性や恣《し》意《い》的《てき》な結果が排除され、特定の条件下で同じ結果を得られる可能性が高い、つまり信頼できるということです。プラセボ（思い込み）

■確かな「エビデンス」の見分け方

推奨グレード	エビデンス水準	治療・介入研究のデザイン
A	1 a	ランダム化比較試験（RCT）のシステマチックレビュー（SR）
	1 b	個別 RCT で信頼区間の狭いもの
B	2 a	コホート研究（観察研究）の SR（同質性あり）
	2 b	個別のコホート研究、質の低い RCT
	3 a	ケースコントロール（症例対照）研究の SR
	3 b	個別のケースコントロール研究
C	4	ケースシリーズ（症例集積）研究
D	5	生態生理や基礎研究に基づく専門家の意見

や交絡因子《こうらくいんし》（別の要因に影響を受ける）なども取り除かねばなりません。

もっとも信頼性が高いとされるのは「ランダム化比較試験」の「システマチックレビュー」の結果です。

●ランダム化比較試験

「ランダム化比較試験」とは、簡単にいえば、集団をランダムに複数のグループに分け、違う条件でテストをして、比較研究をするというものです。

例えばアトピー性皮膚炎の研究の場合、患者さんを「特定の治療を受けるグループA」と「特定の治療を受けないグループB」にランダムに振り分け、治療の効果を調べます。テストを受ける人のグループごとに、体格や体質、症状などの偏りが生じないように均質化するのです。

エビデンスレベル

高い	結果はほぼ確実であり、今後研究が新しく行われても結果が大きく変化する可能性は少ない
低い	結果を支持する研究があるが十分ではないため、今後研究が行われた場合に結果が大きく変化する可能性がある
とても低い	結果を支持する質の高い研究がない

グループＡのほうが経過が明らかによければ、その治療法の有効性がわかります。そのような研究成果のある治療法であれば、信頼性が高いということです。

●システマチックレビュー

「システマチックレビュー」は、ランダム化比較試験のような研究の成果をさらに詳しく検証するものです。複数の研究の成果を統合的に分析し、一つひとつの研究のかたよりを取り除いて、成果をより系統的に検証した結果を、システマチックレビューといいます。そのような結果であれば、医療情報として極めて信頼性が高いわけです。

さらにこれらの知見が治療法として実用化されるまでには、法律で決められた安全性その他のチェックを通過しなければなりません。そのような治療法でなければ自信を持って患者さんにお勧めすることはできないのです。

逆に、本書で紹介する「正しい治療」とは異なる情報に接したときは、その情報がどんな根拠に基づいているか、どんなチェックを経て提案されているのかという目で見るとよいかもしれません。

正しい治し方①

薬：ステロイド薬をきちんと使う

アトピー性皮膚炎の治療薬

治療の基本の第一は、薬をきちんと使うことです。アトピー性皮膚炎の治療ではさまざまな薬を使いますが、中心となる治療薬は主に炎症を鎮める抗炎症作用のある薬で、なかでもステロイド外用薬は第一選択となります。またステロイドとは違う作用機序で炎症を鎮めるタクロリムス剤の軟膏《なんこう》を組み合わせることもあります。かゆみを鎮める目的で抗ヒスタミン薬の内服薬、肌の状態をよくするための保湿外用薬なども使用されます。大半の患者さんはこれらの使用で回復しますが、効果が得られない場合や事情がある場合には、シクロスポリンや内服のステロイド薬など、ほかの選択肢を検討します。

難治性のアトピー性皮膚炎の治療薬としてはデュピクセントなど新たな選択肢も増えています。まずはもっとも推奨される基本のステロイド外用療法をしっかりと正しく行ってみることがよいでしょう。

ステロイド外用療法

治療の中心になるのは「ステロイド外用薬」です。外用薬とは飲んで使用する内服薬に対して、表皮や粘膜に使用する剤形の薬で、塗り薬や吸入薬、目薬などが該当します。アトピー性皮膚炎で使用するのは塗り薬です。

患部に直接塗るステロイド外用薬は、わずかな成分量で効果を得られるので、副作用も少なく、アトピー性皮膚炎の治療には適しています。こうした局所に作用する治療法を局所療法といいます。

タクロリムス軟膏、抗ヒスタミン内服薬、保湿外用剤なども併せてよく使われる薬ではありますが、ステロイド外用薬との組み合わせが基本で、ステロイド外用薬の処方なく、それらだけを使うことは推奨されていません。

ステロイドを使って、皮膚の炎症をなくす

第1章でも解説した通り、ステロイド外用薬の主な作用は抗炎症作用です。ステロイド外用薬を使うことで、皮膚の炎症をなくすことができます。ステロイド外用薬による治療

の有効性は、すでに多くの研究によって検証されています。2021年現在、アトピー性皮膚炎の治療の第一選択薬は、ステロイド外用薬です。

ステロイド外用薬を使うと、皮疹が治って肌がツルツルになっていきます。消防隊が火事を鎮火するイメージで考えると、この作用がわかりやすくなります。

例えば、火事といってもちょっとしたボヤであれば、自分で水をかけて消火することができます。アトピー性皮膚炎も同じように、一部に軽い皮疹が出ている程度であれば、自分で患部を引っかかないように気をつけて様子を見ていると、自然に治ってしまうことがあります。

一方、火の勢いが強く、どんどん燃え広がってしまう大きな火事の場合、自分の力で消火することはできません。消防隊を呼んで対処してもらう

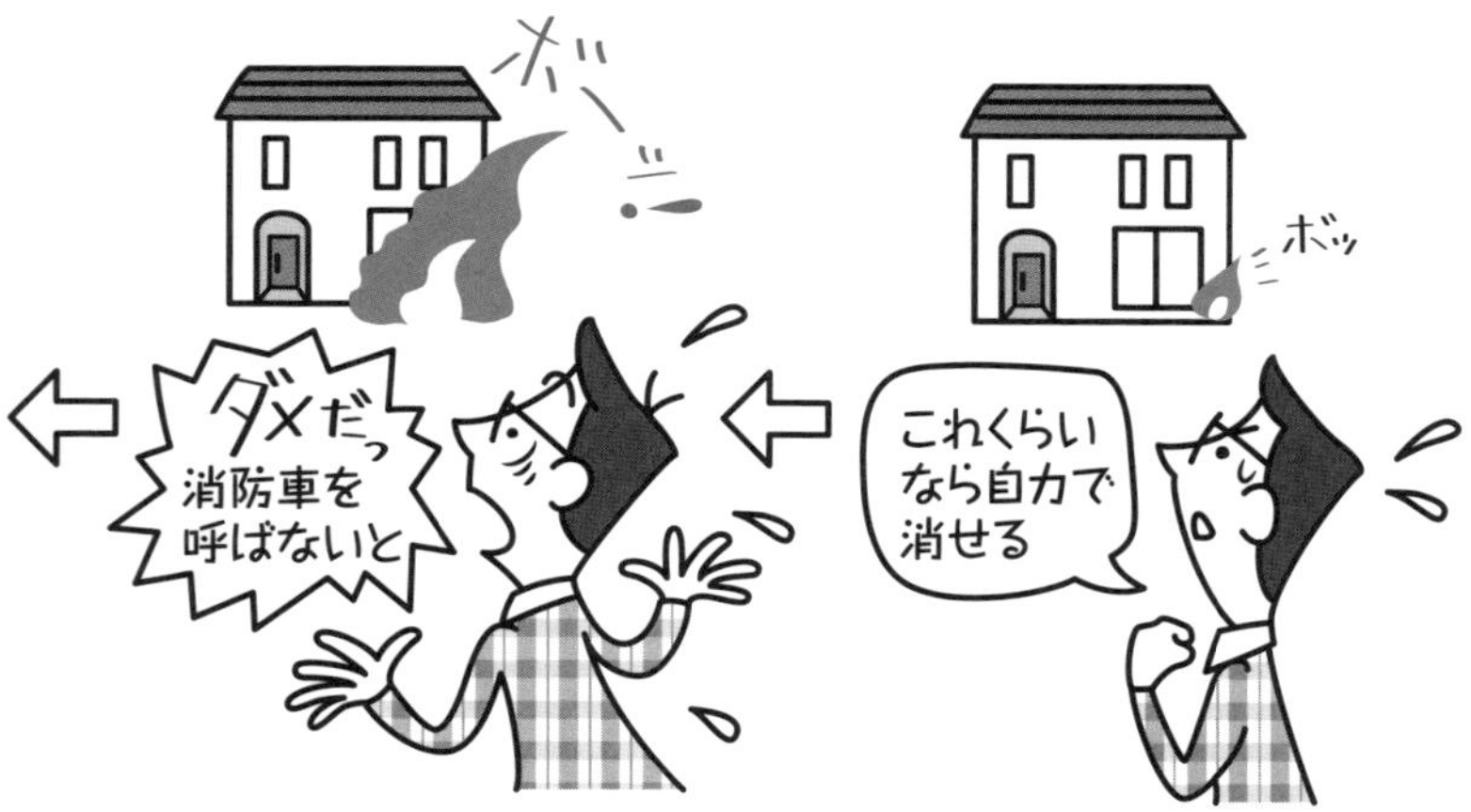
ボッ
これくらいなら自力で消せる
ボッ
ダメだっ
消防車を呼ばないと

必要があります。アトピー性皮膚炎も同じで、症状が強い場合にはまわりに広がって、どんどん悪化していきます。その場合には医療機関で専門家に診てもらい、治療を始める必要があります。

また、火の始末をするときには、完全に消火したかどうかを確認することが大切です。表面上は火が消えたようでも、見えないところで火がくすぶっている場合があります。最後まで確認しないで目を離すと、再び燃え広がってしまうこともあるわけです。

アトピー性皮膚炎も同じで、薬を使って肌がツルツルになったように見えても、見えないところで火種がくすぶっている場合があります。火災が消えたと思っても、完全に消えるまで油断せず、薬の使用を続けることが大切なのです。

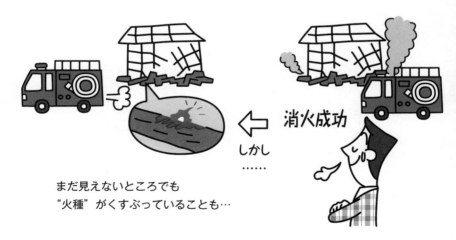

治療の目安「炎症のない皮膚」とは？

炎症が起きると、皮膚にはさまざまな皮疹があらわれます。赤くはれたり、プツプツとふくらんだり、ジュクジュクとした液体が出てきたり、乾燥してカサカサしたりと、本当にさまざまな症状がありますが、基本的にステロイド外用薬の適切な使用で、どの症状も治まっていきます。炎症がなくなり、皮膚はツルツルになって、かゆみも解消します。

肌がきれいになり、元の状態に戻ってくるので、患者さん本人にも治療の効果がしっかりと実感できます。「ツルツルになる」「かゆみがとれる」というのが、炎症が治まった状態「炎症のない皮膚」の目安です。治療によって皮膚がこの状態になれば、薬を適切に使えているということです。この状態を維持することで、皮膚が回復しバリア機能を発揮できるようになります。まだ自己判断で薬を中止せず、再燃を防ぎましょう。

減薬は医師と相談しながら進めていきます。肌がツルツルになり、かゆみの症状がなくなったのを目安に医師と相談しながら、使う間隔を2日おき、3日おきとあけていきます。最終的には保湿だけでツルツルの肌が保てる状態にしていきます。

ステロイドは強さ別に「5群」に分けられている

ステロイド外用薬にはさまざまな種類があり、種類によって作用の強さが違います。強さ別に5つの群に分けられています。

もっとも強い薬が「Ｉ群：ストロンゲスト」で、もっとも弱い薬が「Ｖ群：ウィーク」です。強い薬を使えば炎症を抑える作用が強くなりますが、同時に副作用も強くなってしまいます。弱い薬はその反対で、副作用は弱くなりますが、その分、炎症に対する作用も弱くなります。症状の程度に応じて、ちょうどよい強さの薬を使うことが大切です。

患者さんの状態によって使い方は異なりますが、一般的に顔以外の部位（体幹や四肢）には「Ⅱ群：ベリーストロング」や「Ⅲ群：ストロング」の薬が第一選択となります。Ⅱ群でも十分に効果が出ない場合などに、Ｉ群のもっとも強い薬の使用を検討します。

顔の第一選択は「Ⅳ群：マイルド」です。Ｖ群は弱すぎて、よほどの軽症でなければアトピー性皮膚炎の炎症をなくすことができません。炎症がなくなったらステロイド外用薬を使わず、保湿剤を塗って様子を見ます。

■ステロイド外用薬の５群の作用

５群の分類	強さ	副作用
Ⅰ群 strongest （デルモベートなど）	強い ↑	多い ↑
Ⅱ群 very strong （マイザー、アンテベートなど）		
Ⅲ群 strong （リンデロンV、メサデルムなど）		
Ⅳ群 mild （リドメックス、ロコイドなど）		
Ⅴ群 weak （プレドニゾロンなど）	↓ 弱い	↓ 少ない

顔以外の部位ではⅡ群・Ⅲ群が第一選択になる
顔の第一選択はⅣ群

アトピー性皮膚炎診療ガイドライン 2018

副作用のコントロール

医師は「症状の重さ」と「ステロイド外用薬の強さ」のほか、患者さんの年齢や、症状の出ている部位なども考慮して、薬を処方します。

●患者さんの年齢

年齢については、子どもは大人に比べて皮膚が薄く、炎症を起こしていた期間も短いため、ステロイド外用薬の効果が比較的早くあらわれます。そのため、子どもの場合は大人よりも早めに、ステロイド外用薬を減らしたりやめたりすることが可能になります。

●症状の出ている部位

部位としては、体には薬が吸収されやすい部位と、吸収されにくい部位があります。例えば頭部は吸収率が高く、なかでもほほや首はとくに吸収されやすくなっています。顔や首に皮疹が出た場合には、基本的に弱い薬を使います。

医師の指示通りに使用している場合、ステロイド外用薬ではほとんど副作用の心配はいりませんが、個人差はあるものの長期使用で皮膚が薄くなることなどを経験する人もいるので、必要に応じて減薬を検討します。症状が改善したら徐々にステロイド薬の使用回数を減らしていきます。

自己判断で急に止めると、わずかに残っていた火種が再燃しかねません。長期化している人のなかには、この薬の使用期間が十分でないケースも多いものです。

軟膏、クリーム、ローションはどう違う？　どう選ぶ？

ステロイド外用薬には軟膏、クリーム、ローションなどのタイプがあります。皮疹の状態や皮疹が出た部位によって使い分け

■ステロイド外用薬の使用例

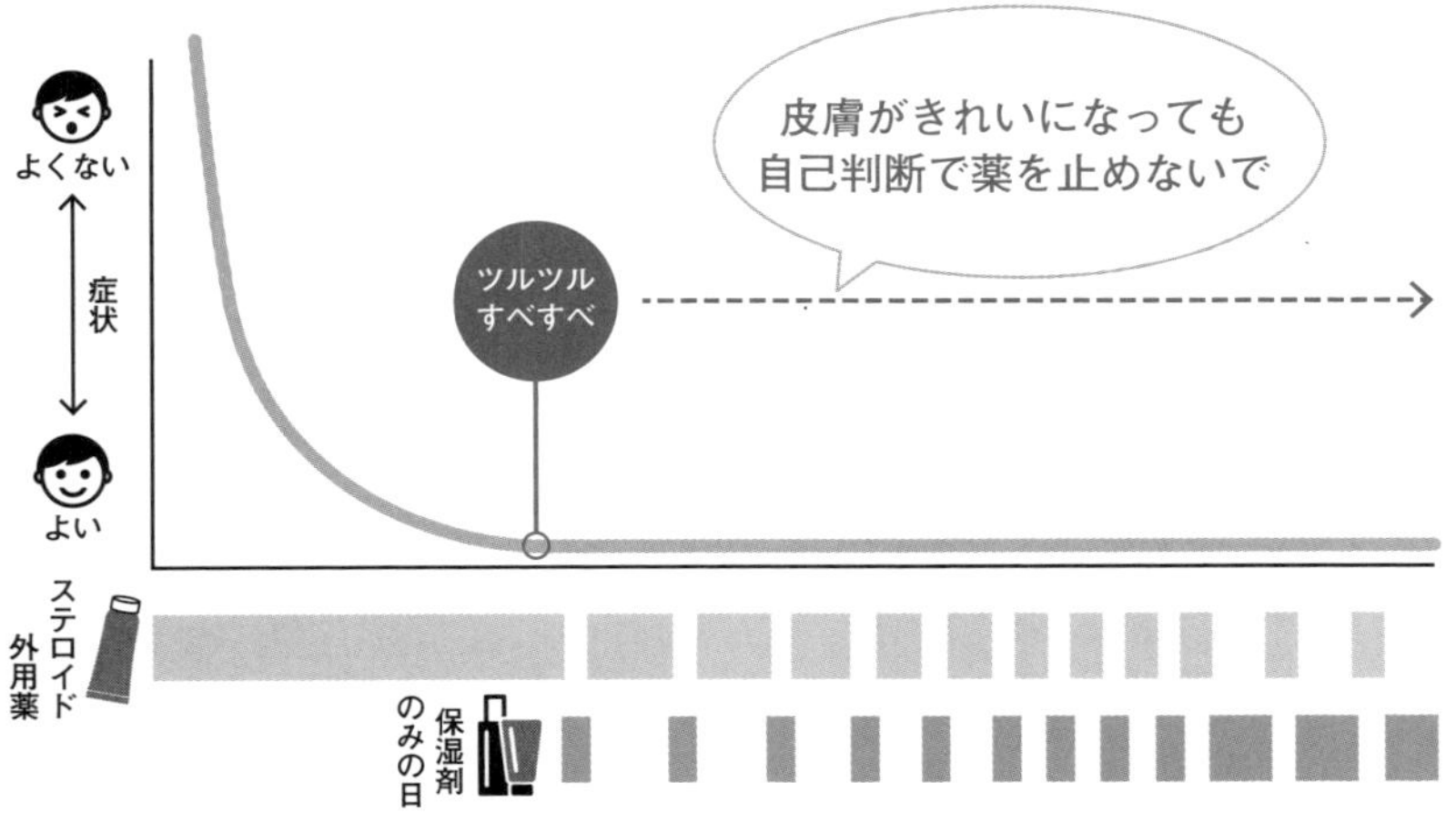

●皮膚がきれいになってから保湿剤へと移行する
●ステロイド外用薬の使用日数を減らしていく

ます。

どのタイプの外用薬も、「基剤《きざい》」に有効成分としての薬が組み合わされてできています。

ステロイドは有効成分です。有効成分は一般的に０・０１％から多くても１％程度しか入っていません。ですから外用薬のほとんどは基剤です。基剤からゆっくりと有効成分が溶け出し皮膚に吸収されることで薬が効き目を発揮します。

●**軟膏**

軟膏は、基剤が油脂性のものです。皮膚を保護する作用が強く、どのような種類の皮疹に使っても刺激になりにくいので、よく処方されています。基剤は皮膚に浸透し

■**ステロイド外用薬のタイプと特徴**

タイプ	持続性	刺激の強さ	使い分け
軟膏	長い	弱い	どのタイプの皮疹にも使える
クリーム	中間	中間	傷がある場合は要注意
ローション	短い	強い	頭部に使いやすい。傷がある場合は要注意

ないため刺激が少ないのですが、油脂性なので塗った後に多少ベタベタします。

●クリーム

クリームタイプの外用薬は、基剤が乳剤性のものです。水と油を混ぜて作ったもので、有効成分が軟膏よりも皮膚に浸透しやすく、ベタつきもあまりありません。このタイプもよく使われます。

夏場など、ベタつきが気になるときに重宝します。ただし、界面活性剤《かいめんかっせいざい》が入っているので、かきむしって傷がついてしまった部位に使うと、刺激が強くてヒリヒリすることもあります。

●ローション

ローションタイプの薬は基剤が液状のもので、非常に塗りやすいという特徴があります。そのため髪の毛のある頭部など、ほかのタイプの薬を使いにくい部位でよく使われます。クリームと同様に比較的刺激が強いと考えられるので、傷のある部位に使うときなどは注意が必要です。

「ステロイドの使い方」Q＆A

ここで、患者さんからよく寄せられる質問と、その回答を紹介します。ステロイドの使い方に不安や心配がある人は、参考にしてみてください。

ただし、ここでお伝えする回答は一般論です。症状や薬の効き方は個人差があるものなので、自分の症状や治療について、より具体的なことを知りたいときには、医師に相談してみましょう。

Q　ステロイド薬は塗ってからどのくらいでかゆみが治まりますか？　虫刺されの薬のように刺激がないので、効いているのかどうかわかりにくいです。

A　市販のあせもや虫刺されなどのかゆみを止める薬の多くには、メントールやアンモニア水など清涼感を与える成分が入っているため、塗るとすっとしたり、刺激を感じてかゆみから気が紛れます。皮膚の状態によってはしみて痛みを感じることもあるでしょう。

アトピー性皮膚炎の治療に使うステロイド外用薬は炎症を鎮める作用でかゆみを抑えます。肌を刺激して気を紛らわせるようなものは入っていません。しかし患部に直接塗るため効き目はすみやかです。もし、塗ってから数時間経過してもかゆみがまったく変わらない場合は、塗布量が足りないかもしれません。FTU（114ページ）を目安にもう少し塗り足してみましょう。

　数日たってもかゆみが改善されない場合は薬が合っていないか、かゆみの原因がアトピー性皮膚炎の症状によるものではない可能性があります。医師に相談しましょう。

Q 長期間使うと効かなくなりますか？

A　薬物を一定期間使用していると「耐性《たいせい》」ができて薬の効果が得にくくなることがあります。しかし、ステロイド外用薬にこの耐性の報告はほとんどありません。もし、効かな

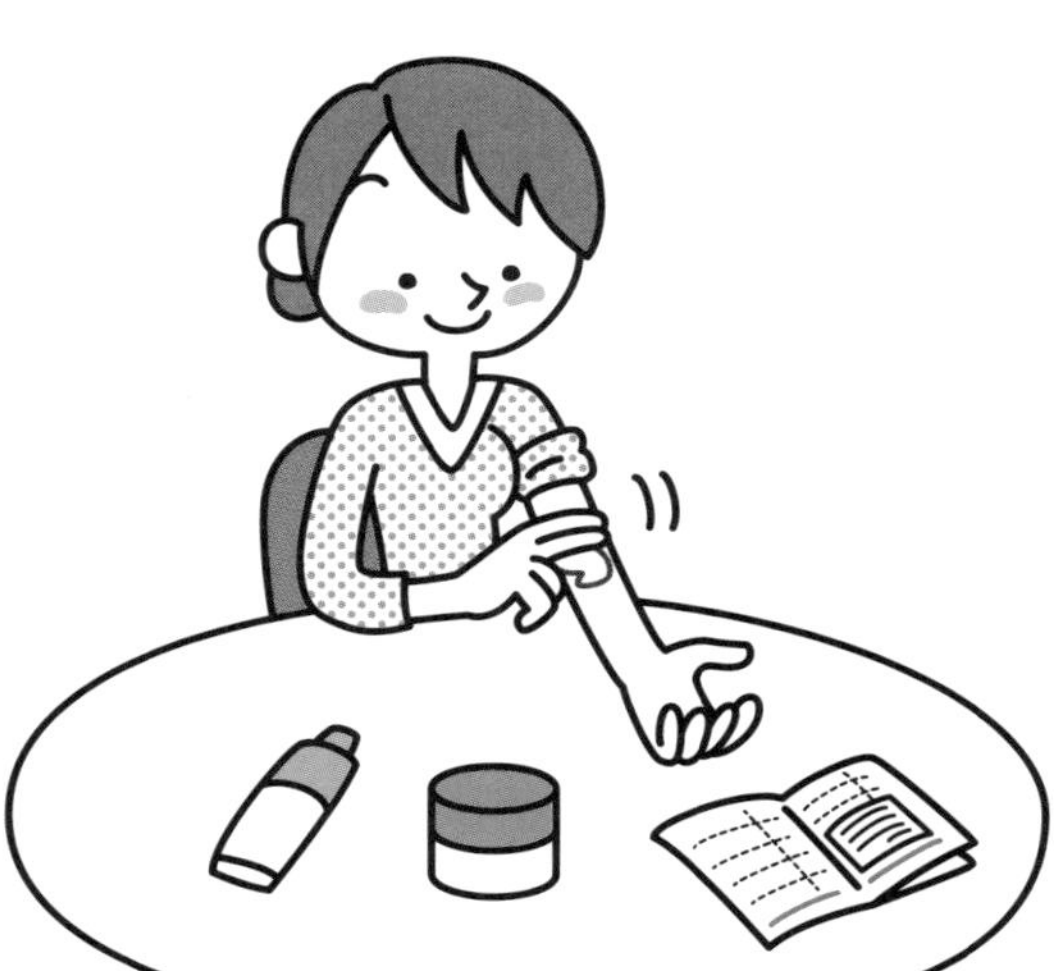

くなったと感じたら、急性期の目立つ症状が治まったスピードに比べて、残ったしぶとい症状が消えていくスピードが遅く感じられるためかもしれません。

アトピー性皮膚炎の症状は、再発することがあります。当初の治療に比べて、何度目かの治療で「薬の効きが悪くなった？」と感じることもあり得ます。それは初発時と再発時とで症状が異なり、もしかしたら再発時のほうが症状が重症なのかもしれません。

ステロイド外用薬を医師の指示通りに使っていれば、薬が効かない体質になるなどの心配はいりません。

ただし、症状に合わないステロイド外用薬の場合は話は別です。例えばステロイド外用薬が症状に合わず、使用していても症状が改善しない場合は、長期間使い続けても治癒が期待できません。こうしたときは薬の切り替えを検討すべきです。また、ステロイド外用薬の保存状態によっては薬が劣化し変性していることがあります。

薬を使っても症状がなかなか治らない場合には、医師に相談しましょう。

Q 副作用がこわいです

A どんな薬にも作用と副作用があります。ステロイド薬は歴史的に誤解が多く、とくに民間療法・代替療法が厳しく規制されていなかった時代に、医療否定の材料にされてしまっていたことがありました。これまで述べてきたように確かに副作用があることはあるので、報道などでも取り上げられたり、今もってなお十分に不安を払拭できていない現状があります。患者さんからも身近な人から「ステロイドなんてこわいから使ってはダメ」と言われたというお話を聞きます。

しかし、副作用への不安を煽って、代わりに勧められる治療法は安全なのでしょうか。また副作用よりも、治療を受けずにいるほう

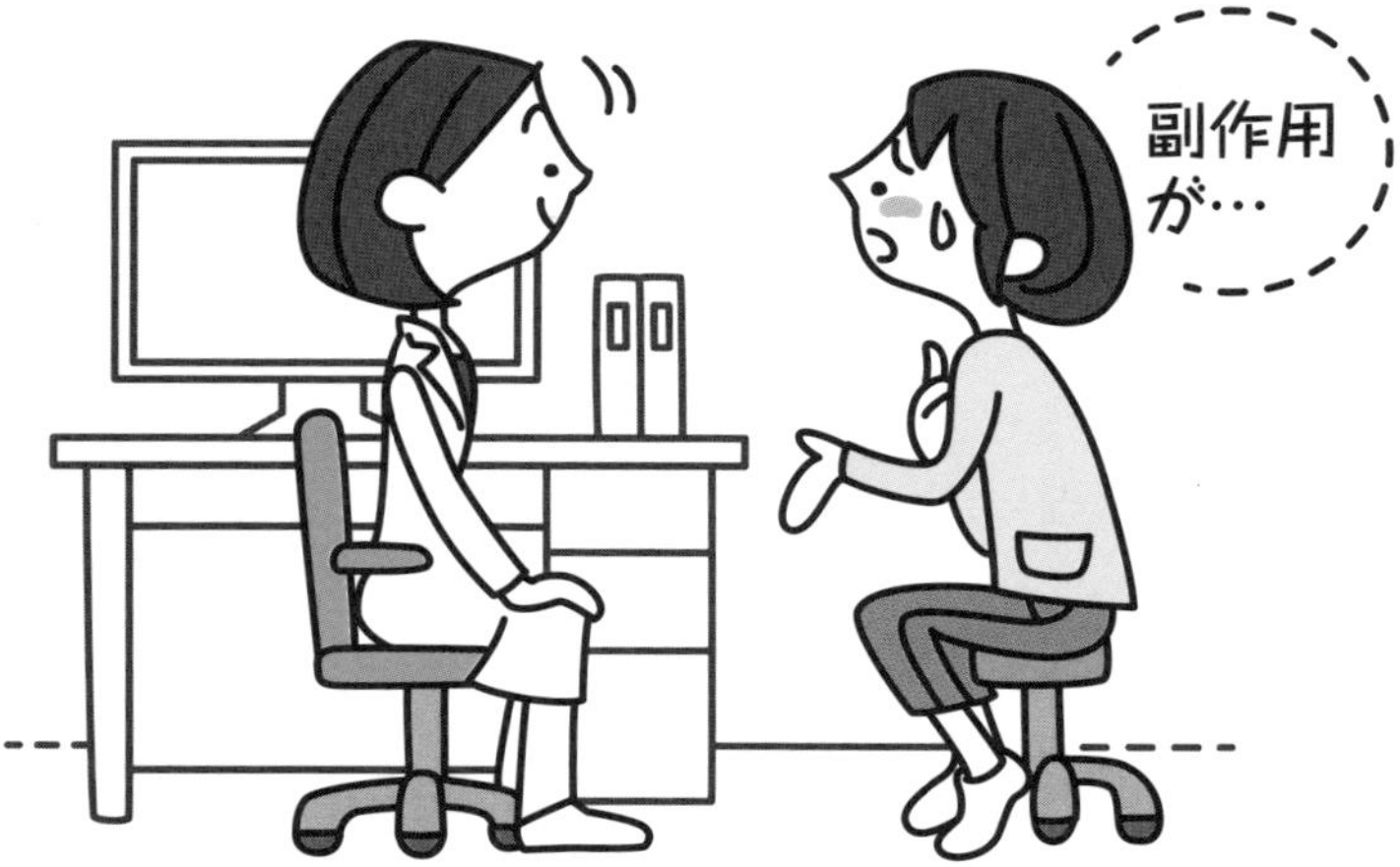

が体にとっては脅威なのではないでしょうか。医学的根拠に基づいて考えれば、アトピー性皮膚炎治療において、ステロイド外用療法以上に安全で効果の高い治療法はありません。

副作用をこわがりすぎて治療から離れてしまうより、副作用が起こるとしたらどんなものがあるのか正しく知っておき、その発現に気づいたときすぐに医師に相談できるように心構えを持って、治療のメリットを十分得る方がよいでしょう。

Q 花粉症の薬（抗ヒスタミン薬）とステロイド外用薬を一緒に使ってもいいですか？

A　アトピー性皮膚炎と花粉症の両方の症状が出ている人は少なくありません。それぞれ薬を使って治療している人も多いでしょう。どちらの症状も、同じ診療科で治療を受けていれば、使用する薬についても調整されますが、それぞれ違う診療科で受診していると、患者さん本人が伝えない限り、ほかにどんな薬を使用しているか医師が把握できないこともあります。

アトピー性皮膚炎と花粉症に限らないことですが、どの科にかかるときでも使用中の薬は必ず医師に告げましょう。外用薬でも同様です。市販薬やサプリメントでも念のため伝えるべきでしょう。

アトピー性皮膚炎と花粉症の場合は、治療薬として抗ヒスタミン薬が重複する可能性があります。それぞれのむと過剰使用になってしまいますので、医師か薬剤師に相談して薬を調整してもらうとよいでしょう。

Q ぜんそくで吸入のステロイド薬（小児科で処方）を使っています。ステロイドの塗り薬（皮膚科で処方）も使っていいですか？

A ぜんそくもアレルギーが関連する病気ですので、アトピー性皮膚炎と合併しているという患者さんも多いものです。それぞれに処方された薬も多くの場合は患部だけに作用する局所治療の薬ですから、併用することは基本的に問題ありません。

アレルギー疾患として同じ医療機関で同じ医師に診てもらっている場合は心配いりませんが、それぞれ違う医師に診てもらっている場合には、念のためそれぞれの医師、薬剤師に相談するとよいでしょう。

ぜんそく治療もしっかり薬を使って、症状を抑え、患部の状態を良くし、寛解を保っていくことが大切です。ぜんそく治療薬には、発作のないときに使用するステロイド薬やロイコトリエン受容体拮抗薬のほかに、起こってしまったぜんそく発作を鎮めるために用いる薬もあります。薬の区別や正しい使い方を知っておくことが大切なのはアトピー性皮膚炎と同様です。

Q　水虫があります。ステロイド外用薬を使ってもいいですか？

A　いわゆる水虫（足白癬など）もアトピー性皮膚炎同様、強いかゆみがあり、患者さんも多い身近な病気です。かゆいとついついステロイドでかゆみを鎮めたくなりますが、水虫は白癬菌という細菌への感染症なので、ステロイド外用薬で免疫反応を抑えるとかえって悪化してしまう恐れがあります。

そして水虫は適切な治療をしないでいると症状が広がったり、ほかの人にうつしてしまうこともあるので早めに受診したほうがよいでしょう。

なお、水虫でも炎症がひどいときなどは、治療にステロイド外用薬を使用することはあります。そうした場合でも自己判断はせず、医師に相談したほうが安全でしょう。

Q にきびがあります。ステロイド外用薬を使ってもいいですか？

A 基本的ににきび（尋常性ざ瘡）の治療にはステロイド外用薬を使用しません。患部が赤く腫れたりしているとステロイド外用薬を使いたくなりますが、にきびは毛穴につまった皮脂とアクネ桿菌《かんきん》という細菌が引き起こす炎症です。水虫同様にステロイド薬の使用で悪化させてしまう恐れがあります。にきびの重症例では、一時的にステロイド薬を使用することも稀にありますが、にきびに自己判断でアトピー性皮膚炎の治療薬を使用することは危険です。一方でアトピー性皮膚炎の治療のために、ステロイド外用薬を使用することで副作用としてにきびができてしまうことがあります。

にきびはこまめに洗顔をし、にきび治療薬を使用することで治りますので、医師に相談しましょう。

Q 薬は何種類も同時に使うのですか？

A 基本的にステロイド外用薬とほかの薬を組み合わせて使います。

単独でステロイド外用薬だけを使用するより、症状に合わせてほかの薬と組み合わせる戦略のほうが多いようです。最初にステロイド外用薬だけを使用しているケースでも、後から保湿剤を追加するといったこともあります。

炎症を鎮めつつ、バリア機能を向上させるには、ステロイド外用薬に保湿剤を併用することで効果が高まります。ステロイドで皮疹を治しながら、保湿剤で皮膚のバリア機能を強化すると、ステロイドを単独で使った場合に比べて皮疹が治りやすくなり、再発も起こりにくくなります。

また、大人では抗ヒスタミン薬の内服薬を併用することもあります。それぞれの薬の役目がわからないと「えっ飲み薬？　大丈夫なの？」と心配になってしまうので、薬を受け取るときに薬剤師さんからよく説明を受けてください。お薬手帳も役立ちます。

Q　ステロイド外用薬を子どもに塗った後、手をハンドソープと水で洗ってもしばらくぬめぬめした感じが残っているように感じます。料理などをしても問題ないでしょうか？

A　ステロイド外用薬は局所に直接塗って使う特性から、薬剤としての有効成分は非常にわずかで効果を得られるため、患部に塗布後、手を洗ったうえで残っている薬剤についてはあまり心配する必要はないでしょう。落ち切らないものはほとんどが製品の基剤と思われます。口に入れたりしないに越したことはありませんが、その手で料理をして危険ということはありません。

気になる場合は塗布の際に、手袋や指サックなどを使用して、薬剤が手につかないようにするとよいでしょう。道具を使う場合は、しっかり必要量を塗り広げること、清潔な道具を使うことが大切です。

Q ステロイド外用薬はどのように保管すればよいですか？

A ステロイド外用薬は製薬会社の工場で作られたアルミのチューブなどの形状と、薬局や病院で混合され容器に移し替えられたものがあります。いずれも清潔な状態で作られ、基本的に長期間保存できますが、保存状態によっては酸化や分離などで変質してしまうことがあります。

混合した塗り薬を暖かいところに置いたまま放置しておくと、薬が変質したり雑菌が繁殖しやすくなります。日が当たらない、涼しい場所に保管します。医師や薬剤師の指示にしたがいましょう。

また、雑菌のついた指で薬をとると、容器で細菌が繁殖してしまう可能性があります。

容器から薬をとるときは清潔な指や使い捨ての綿棒、スパチュラ、スプーンなどでとるようにしましょう。一度使用した薬を、再発した箇所に使用する場合には、開封から時間がたって薬が変質していないか注意が必要です。

また、アルミのチューブは折り曲げた個所が破損してなかの薬が外気に触れてしまうことがあります。これも変質のもとですので、チューブが破損した場合は医師に相談しましょう。

Q　小学校高学年の子どもはクラスのなかでも身長が小さめです。乳児期から使用しているステロイド外用薬の影響は考えられますか？

A　まず、基本的にアトピー性皮膚炎治療で使われるステロイド外用薬が低身長の原因になることはあ

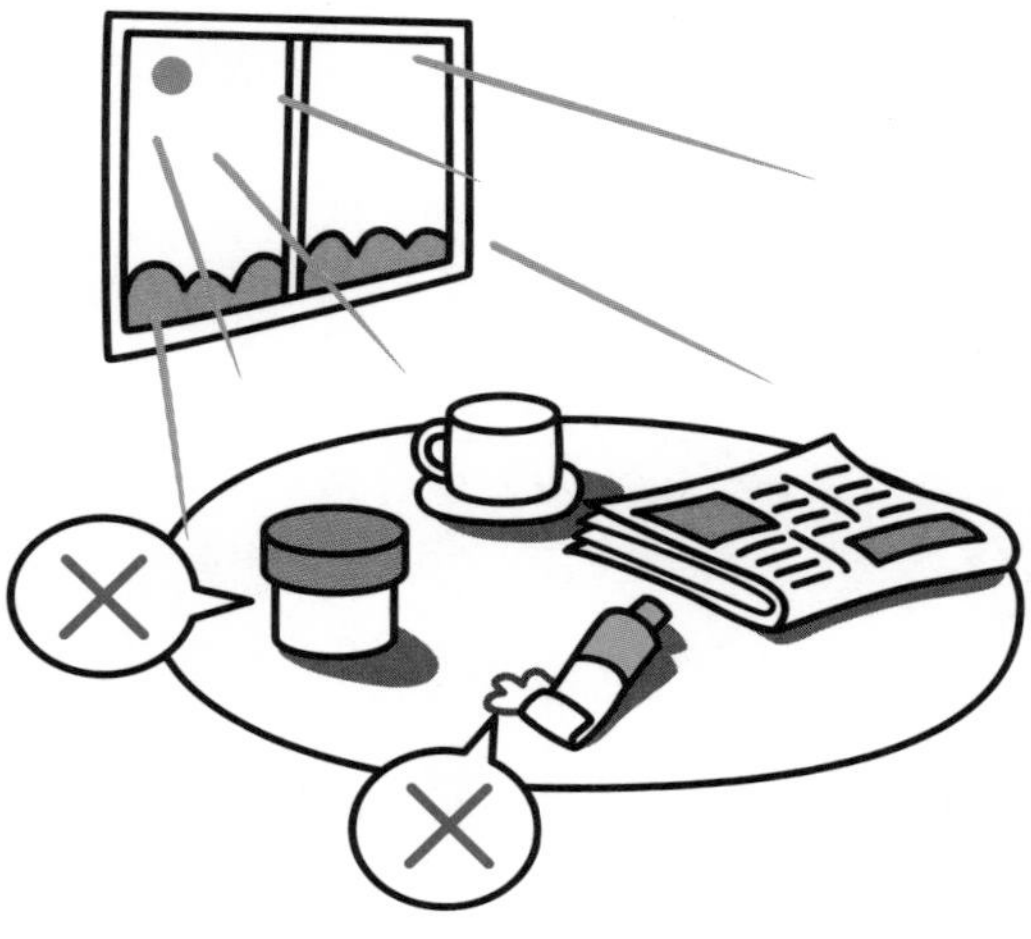

りません。

確かに、強いステロイド薬を長期間使用することで成長ホルモンの分泌に影響し、成長抑制、低身長を生じる可能性があることが報告されています。しかし、そのような副作用をもたらすのは飲み薬や注射薬のステロイド製剤を長期間にわたって使用した場合です。そうしたケースでの影響も身長にして数㎜から1㎝余りと考えられています。アトピー性皮膚炎の治療用外用薬ではこのような影響が出ることはありません。

一方で、成長ホルモン分泌には睡眠も影響します。アトピー性皮膚炎の患者さんでかゆみや不快感によって、日常的に睡眠が妨げられているという方は少なくありません。睡眠不足による成長抑制も心配されますので、むしろ薬を指示通りにしっかり使って、症状をコントロールし、安眠を確保することが大切です。

Q アトピー性皮膚炎が重症化したらどうなるのですか？

A アトピー性皮膚炎が重症化すると、ＱＯＬが低下することはもちろんですが、煩わしい症状や見た目の悩みなどから、精神的ストレスが大きく、不眠や抑うつ、意欲低下などの精神症状を抱えてしまうことも少なくありません。

身体への影響でも、重症例ではほかの病気を合併し、深刻な状態になることがあります。例えばヘルペス角膜炎という目の病気を合併することで最悪の場合、失明する可能性があります。軽度のほうが回復も容易ですので重症化はできるかぎり避けたいものです。

なお、アトピー性皮膚炎の治療は基本的に外来のみで進められますが、重症例でそのような合併症のリスクが高い場合などには、より厳格な管理を行うために入院治療が選択されることがあります。

集中的に治療を行い、重症化リスクを低くすることが大切です。

そのほかの治療薬

アトピー性皮膚炎の治療では、ステロイド外用薬以外の薬も組み合わせて使用します。

■ 入院が必要なとき

- 治療薬の効果が得にくく、症状が強い場合
- 感染症など合併症のリスクが高い場合
- そのほか、治療に必要な知識を身につけるために数日から１～２週程度の教育入院をお勧めすることがあります。

●保湿剤

正常な皮膚は弱酸性で、皮脂膜におおわれ、その下の角層には天然保湿因子を含む角質細胞とその間を埋める細胞間脂質と角質細胞をつなぐ「接着斑」があります。それらは皮膚のバリア機能を担う役割を果たしています。

皮膚のpH値が上がって中性やアルカリ性になると、接着斑を破壊する酵素の働きが強くなりバリア機能が低下してしまいます。そのため多くの保湿剤は弱酸性になるよう調整されています。

尿素製剤は昔からある代表的な保湿剤で、皆さんも聞いたことがあると思いますが、尿素は弱アルカリ性なのでアトピー性皮膚炎の治療には向いていません。最近の尿素製剤には基剤を調整して弱酸性に改変したものもありますが、尿素が皮膚に浸透して保水効果や皮膚を柔らかくする保湿剤としての効果をもたらすので理論的には好ましくありません。

アトピー性皮膚炎の治療のために、医療機関で処方されることが多いのはヘパリン類似物質を主成分とする保湿剤です。製品としてはヒルドイドなどが知られています。そしてこのヘパリン類似物質を主成分とする保湿剤も、昔は弱アルカリ性の製剤がありましたが、現在はすべて弱酸性に調整されているようです。

このほかには、ビタミンAやビタミンEを含む保湿剤もあります。

化粧品や医薬部外品として市販されている保湿剤の中には、細胞間脂質の主成分であるセラミドを含むものもあり、性能は高いと思われますが高価です。

また、こうした成分を含まない基剤だけの製品もあります。例えば、白色ワセリンやプラスチベースなどがそうです。これらの製品は防腐剤を入れなくてもよいので、刺激が少ないという特徴があります。しかし、これらは皮脂膜の代わりにはなりますが、保湿成分が入っていないので保湿剤としての性能は劣ります。

●タクロリムス軟膏

「タクロリムス軟膏」は、ステロイドと同じように抗炎症作用をもつ塗り薬です。皮疹の治療や再発予防に使われています。

ステロイドとは成分の異なる薬で、皮疹のある部位では吸収されますが、正常な皮膚からは吸収されないという特徴があり、長期間使用することができます。使い続けていても、皮膚が正常になれば吸収されないため、副作用が出にくいとされています。

また、ステロイド薬が合う部位にはステロイド薬を使い、難しいところにはタクロリムス軟膏を使うという形で、２種類を併用することもあります。例えば皮疹が目の近くに出ていて、ステロイド薬では副作用が心配される場合などに、タクロリムス軟膏を選択するなどステロイド薬と使い分けて使用できます。

ただし、タクロリムス軟膏にも向き不向きや副作用があり、妊娠中や授乳中の人は使わない方がよいでしょう。また、2歳未満の子どもには保険診療が適用されません。また、使用量にも制限があります。副作用として肌がほてったり、ヒリヒリしたりするなどが報告されています。

●抗ヒスタミン薬

塗り薬と併せてよく使われるのが「抗ヒスタミン薬」や抗ヒスタミン作用のある「抗アレルギー薬」です。アレルギー症状によるかゆみを部分的にやわらげる作用をもつ内服薬です。アレルギー性鼻炎、花粉症など、鼻炎症状にも使用されます。

ただし、アトピー性皮膚炎のかゆみはヒスタミンによって起こるものだけではありません。また、抗ヒスタミン薬の効き方には個人差があります。基本的にステロイド外用薬を使わずに抗ヒスタミン薬だけで治療を行うことは難しいでしょう。

また、抗ヒスタミン薬を使用すると、副作用として眠気やだるさなどが生じることがあります。車の運転や機械の操作などを行う場合は使用できないものもあるので確認が必要です。

最近は、第二世代といわれる比較的眠気の起こりにくい抗ヒスタミン薬が主流になっています。第二世代抗ヒスタミン薬もいくつかに分類され、なかには眠気を生じるものもあります。

●シクロスポリン

アトピー性皮膚炎の治療薬には、そのほかに「シクロスポリン」という飲み薬があります。これは免疫抑制作用をもつ薬です。大人の患者さんでステロイド外用薬では状態が改善しないなど、重症の場合に限定的に使われます。

この薬には高血圧や腎機能障害などを起こす副作用の報告があり、慎重に使わなければいけません。また、治療期間を最長でも３ヵ月以内に留めます。それ以上に長い期間使用する場合には、２週間以上あけなくてはなりません。

新薬デュピクセントは、慢性化して治らない場合に検討する

比較的新しい薬に「デュピクセント」があります。これは２０１８年にアトピー性皮膚炎の治療薬として承認を受けたもので注射薬です。医療機関で注射を打ってもらうこともできますが、医師の指導を受ければ自宅などで自分で注射を打つこともできます。初回に２本、その後は２週間に１本を打つという形で使用します。

デュピクセントは免疫機能の一部に作用する薬です。免疫機能の「Th2反応《ティーエイチツー》」を抑制し、皮疹やかゆみの原因となっているTh2サイトカインという物質の働きを抑制する作用があり、症状の解消につながります。

ステロイド外用薬などを使って一定期間治療しても効果が現れないときに、デュピクセントの使用を検討します。ただし、デュピクセントを使う場合も、それだけで治療するのではなく、ステロイド外用薬や保湿剤を併用します。

具体的には、ステロイド外用薬のII群（ベリーストロングクラス）を使っても皮疹やかゆみが治らず、症状が重症化、慢性化しているような難治《なんち》例に適用となります。症状がなかなか治らないなかでベリーストロングクラス以上のステロイドを長期的に使っていると、副作用が心配されます。そのようなときにデュピクセントを補助的に使って症状を抑えながら、ステロイドの使用頻度を減らして副作用を予防し、治療を進めていくわけです。治療が進んだら、デュピクセントの使用はやめます。ステロイドの使用も徐々に減らしていきます。その段階に入れば、通常通りの治療に移行していきます。

2021年現在、1本あたりの医療費の自己負担額は3割負担の場合、2万円程度で比較的高額といえます。自己注射数回分をまとめて処方されるケースでは「高額療養費制度」の対象となり、自己負担限度額が適用される場合があります。

アトピー性皮膚炎の多くはステロイド外用薬による標準治療で治ります。ですから、デュピクセントのような新薬を使うのは、限定的な場合といえるでしょう。

そのほかにもいくつかの新薬が増えてきている

アトピー性皮膚炎の治療薬の開発は現在も進んでいます。難治性のアトピー性皮膚炎の患者さんは治療の選択肢が増えています。

●デルゴシチニブ軟膏とＪＡＫ阻害薬の飲み薬

２０２０年には「デルゴシチニブ軟膏」の販売が始まりました。これは免疫機能に作用する外用薬です。炎症反応に関わっているＪＡＫ（ヤヌスキナーゼ）という酵素の働きを阻害する作用があります。炎症を抑えることで、アトピー性皮膚炎の症状の軽減をはかるというものです。今はまだ、２歳未満の子どもには使えませんが、低濃度にすることで子どもにも使えるようにした薬について、厚生労働省への承認申請が行われています（２０２1年5月現在）。

また、デルゴシチニブに似た機序の飲み薬もあり、関節リウマチの治療に使われています。アトピー性皮膚炎に使えるＪＡＫ阻害薬の飲み薬の開発も進められていて、これから、複数の会社からさまざまなＪＡＫ阻害薬が出てくるでしょう。

●そのほかの新薬

また、デュピクセントと同じように免疫システムの一部に選択的に作用するタイプの薬の開発も進められています。「ネモリズマブ（薬名）」「トラロキヌマブ（薬名）」「リサンキズマブ（薬名）」などの種類があり、いずれも注射薬で治療抵抗例や難治例が対象です。それぞれかゆみの伝達ルートやサイトカインを狙い撃ちにし、高いかゆみ抑制効果と他所への影響の軽減をはかります。

治療の選択肢が増えるのはよいことですが、最近登場した新薬や、今後登場する可能性のある新薬は、いずれもこれから使われるようになっていく薬で、症例もまだ多くはありません。長期的な経過などを見ながら、慎重に使わなければいけません。

アトピー性皮膚炎の治療に使われる主な薬

アトピー性皮膚炎の治療では、以下のようにステロイド外用薬を中心に、さまざまな薬を使用します。症状や経過によって薬の使い方は人それぞれに異なります。薬を使う目的やくわしい使い方については、医師に質問し、説明を受けるようにしましょう。

●ステロイド外用薬

Ⅰ群（ストロンゲスト）	デルモベート、ダイアコート
Ⅱ群（ベリーストロング）	フルメタ、アンテベート、トプシム、リンデロンDP、マイザー、ビスダーム、テクスメテン、ネリゾナ、パンデル
Ⅲ群（ストロング）	エクラー、メサデルム、ボアラ、ベトネベート、リンデロンV、フルコート
Ⅳ群（マイルド）	リドメックス、レダコート、アルメタ、キンダベート、ロコイド、グリメサゾン、オイラゾン
Ⅴ群（ウィーク）	プレドニゾロン

●タクロリムス軟膏

●抗ヒスタミン薬

第一世代	ベナ、レスタミン、タベジール、ネオレスタミン、ポララミン、ヒベルナ、ピレチア、アリメジン、ホモクロルシクリジン、アタラックス、アタラックスP、ペリアクチン
第二世代	ザジテン、アゼプチン、オキサトミド、ニポラジン、ゼスラン、レミカット、アレジオン、エバステル、ジルテック、ザイザル、タリオン、アレグラ、クラリチン、アレロック、デザレックス、ビラノア

プロアクティブ療法とリアクティブ療法

「プロアクティブ療法」と「リアクティブ療法」

アトピー性皮膚炎のステロイド外用療法薬には2つの方法があります。症状の出る前から予防的に治療する「プロアクティブ療法」と、症状があらわれたときに対処する「リアクティブ療法」です。

アトピー性皮膚炎は再発しやすいという病気の特性から、あらわれた症状に対処するだけではコントロールしづらく、中等症以上では現在はプロアクティブ療法が主流となっています。

プロアクティブ療法：症状が消えても、再発予防の治療を続ける方法

プロアクティブ（proactive）は「先回りした」、「積極的な」という意味を持ち、「プロア

クティブ治療」はその名の通り、症状が一度治まり強く出ていないときにも、再燃や再発に備えて皮膚の状態をよりよい状態に持っていき、維持するための積極的な治療です。急性期の症状をしっかり鎮める寛解導入から、それを維持し再燃を防ぐために、段階に合わせて行っていく一連の治療です。目に見える症状が落ち着いても、急にステロイド外用薬の使用をやめることなく、症状に合わせて段階的に減らしていくことでリバウンドを防ぎます。

第１章に登場した事例のＢさんが行った治療が、プロアクティブ療法です。Ｂさんはアトピー性皮膚炎の症状が悪化して一時は寝付けなくなり、仕

■プロアクティブ療法とリアクティブ療法

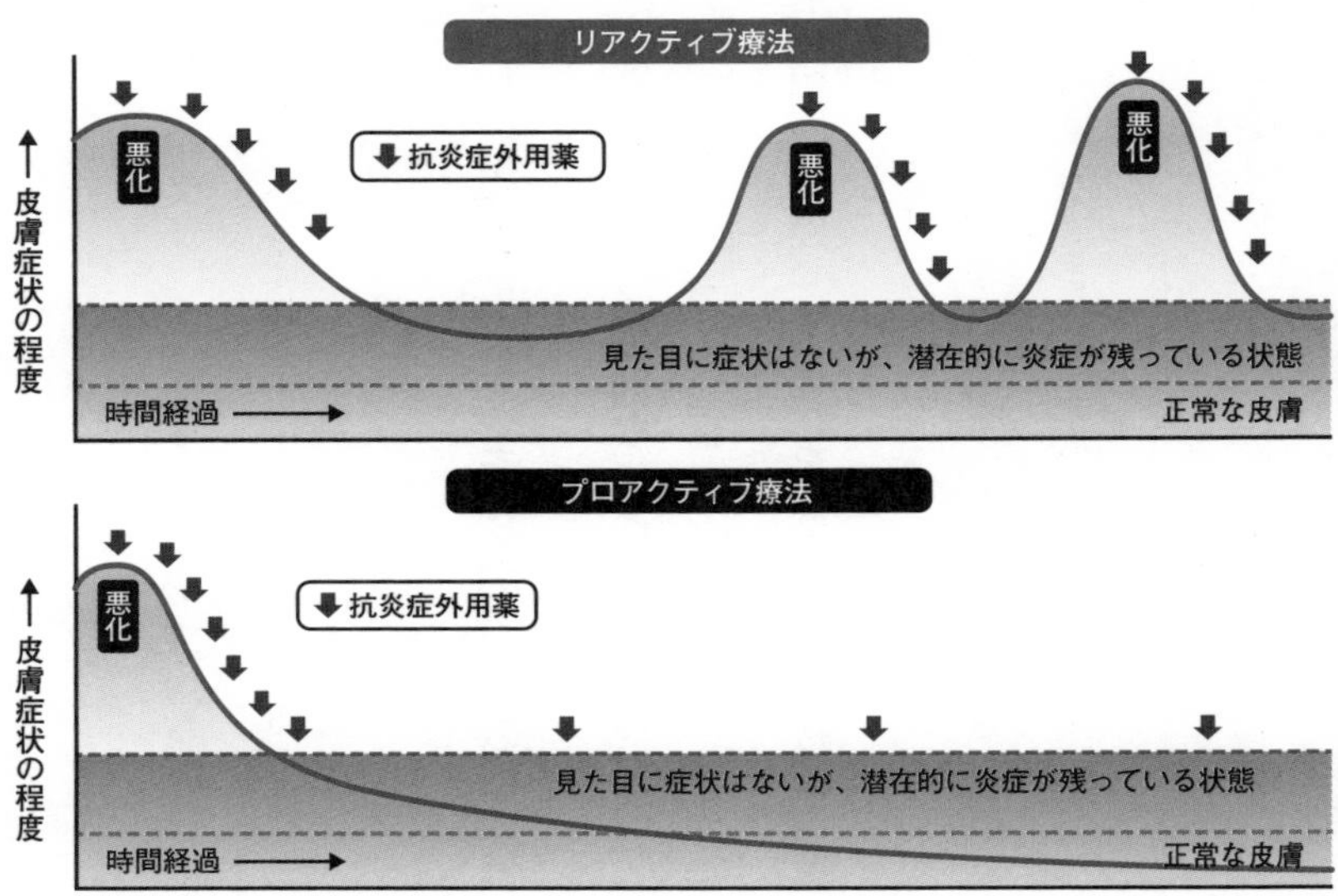

事を休むほどにひどくなってしまっていましたが、ステロイド外用薬の使用と再発予防に取り組み、無事に回復しました。

ステロイド外用薬の減らし方は、人によって異なります。一般的に症状が軽い場合はすみやかに減薬もできますが、症状が重い場合には、ゆっくりと減らしていくことになります。

リアクティブ療法：症状が消えたら完了し、再発したらまた治療する方法

一方のリアクティブ療法は、リアクティブ（reactive　反応的な）という言葉の通り、症状が出たらそれに対処する治療で、どちらかというと軽症の人に向いている治療です。皮疹やかゆみが出てしまったときにステロイド外用薬を使って症状を抑え、その後は保湿剤を使って再発を防ぎます。

再発してしまった場合には、またステロイド外用薬を使って治療します。症状が出たときに治療を受け、その後は保湿剤を使うという形の治療です。軽症の人の場合、このような形の治療でも肌の健康を十分に保つことができます。

第1章に登場した事例のCさんは、リアクティブ療法でアトピー性皮膚炎を治していました。

基本的にはプロアクティブ、軽症の場合にリアクティブ

プロアクティブ療法とリアクティブ療法は、まったく別々の治療法というわけではありません。アトピー性皮膚炎の治療では、基本的にはプロアクティブ療法を行いますが、その場合でも症状が治まり、ステロイド外用薬を使わなくなる段階では、リアクティブ療法に移行していきます。

肌がツルツルになり、薬を使う必要がなくなっても、ときには症状が再発することもあります。例えば乾燥する時期になったり、生活環境が変わったり、多忙でストレスが強くなったりすると、再び皮疹やかゆみが出ることもあるのです。

その際には、軽症であればリアクティブ療法を行います。ステロイド外用薬で症状を抑えて肌がツルツルになったら、その後は保湿剤を塗って様子を見ます。軽症の場合、弱いステロイド外用薬でもしっかりと治せるので、プロアクティブ治療のように、薬を段階的に減らしていく必要はないわけです。

患者さんのなかには事例のＣさんのように、症状がそれほどひどくないうちに医療機関にかかる人もいます。その場合には、最初からリアクティブ療法を行います。軽症の場合にはリアクティブ療法で十分によくなることもあります。

最終的にはステロイドを使わないようにしていく

アトピー性皮膚炎の治療では、最終的にはステロイド外用薬を使わなくても、皮膚の健康を維持できるようにしていきます。その段階ではステロイドは使いませんが、バリア機能を補うために保湿剤は適度に使います。

乾燥しやすく、皮膚炎が起こりやすい肌を、保湿剤を使ったり生活環境を見直したりして守っていくというのが、アトピー性皮膚炎の一つのゴールです。

治療の基本的な流れは、プロアクティブ治療からスタートして、症状がおさまったらリアクティブ療法に移行し、その後は薬を使わなくてもよい状態にしていくというものです。そのような経過をイメージして見通しを立てながら、治療に取り組んでいきましょう。

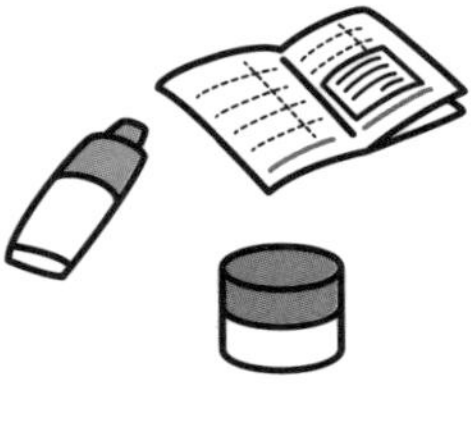

正しい治し方②
スキンケア：石鹸で洗って保湿

外用薬とスキンケアはセットで

　正しい治し方、２本目の柱は「スキンケア」です。スキンケアと聞くと保湿を思い浮かべると思いますが、もう一つ重要なのは清潔にすることです。

　ステロイド外用薬などの薬をしっかりと作用させるためには、肌の汚れを落として清潔な状態にしてから薬を塗るという手順が大切です。

　当たり前だと思うかもしれませんが、皮脂や汚れが残った肌に薬を使用し続け、な

■肌に汚れがあると効果が得られにくい

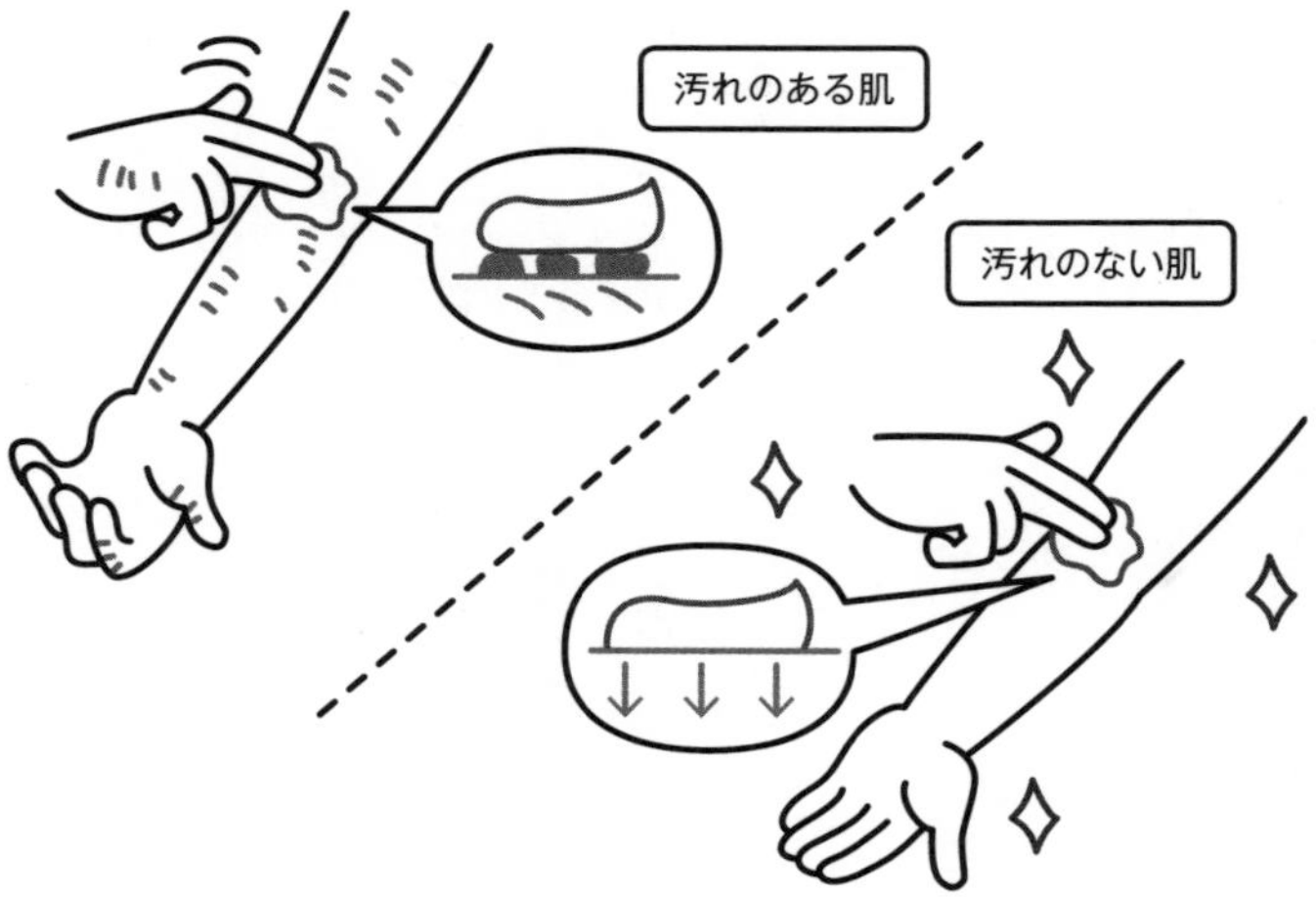

かなか効果が得られずに悩んでいる患者さんもいるのです。私たちの病院でもスキンケアの手順の指導が治療プログラムに組み込まれています。

薬を使用する前には患部と手を石鹸できれいに洗います。汚れのついている不潔な皮膚に薬を塗っても、汚れの油分が薬の浸透を妨害し、十分な効果が得られません。雑菌の侵入の原因にもなりかねません。一見きれいに見えても表皮には汗やカビ、動物のフケ、ホコリ、雑菌、ウイルス、食物抗原などが付着しています。こうした汚れが残っていると、アレルギー反応が起こりやすくなります。その状態では、皮疹やかゆみなどの症状が悪化してしまいます。皮膚の汚れはしっかりと落としましょう。

石鹸を泡立てて、患部をやさしく手で洗う

皮膚を清潔に保つためとはいえ、手以外は日に何度もくり返し洗う必要はありません。入浴するときに、患部を丁寧に洗うようにしましょう。ですから薬の使用も一番肌が清潔なタイミングである入浴後がよいでしょう。

皮膚の洗い方には3つのポイントがあります。「患部は素手で洗う」「石鹸をよく泡立てる」「洗い残しをしない」という3つです。具体的に説明していきます。

●患部は素手で洗う

アトピー性皮膚炎で皮疹やかゆみが出ている場合には、皮膚はとても傷つきやすくなっています。タオルやスポンジでごしごし洗うと、皮膚を傷つけるので、患部は素手で指や手の平を使って、やさしくゆっくりとなでるように洗います。

かゆみが出ている場合、強くこすると気持ちよく感じることもありますが、皮膚を傷つけてしまうので、こすりすぎないように気をつけてください。洗うことが刺激にならないように気を配ることが大切です。

皮疹が出ているところや治ったばかりのところ、かゆみがあるところは素手で洗いましょう。症状のない部位も、なるべく素手で洗い、肌を傷つけないようにするのが望ましいです。

●患部は素手で洗う
●石鹸をよく泡立てる
●洗い残しをしない

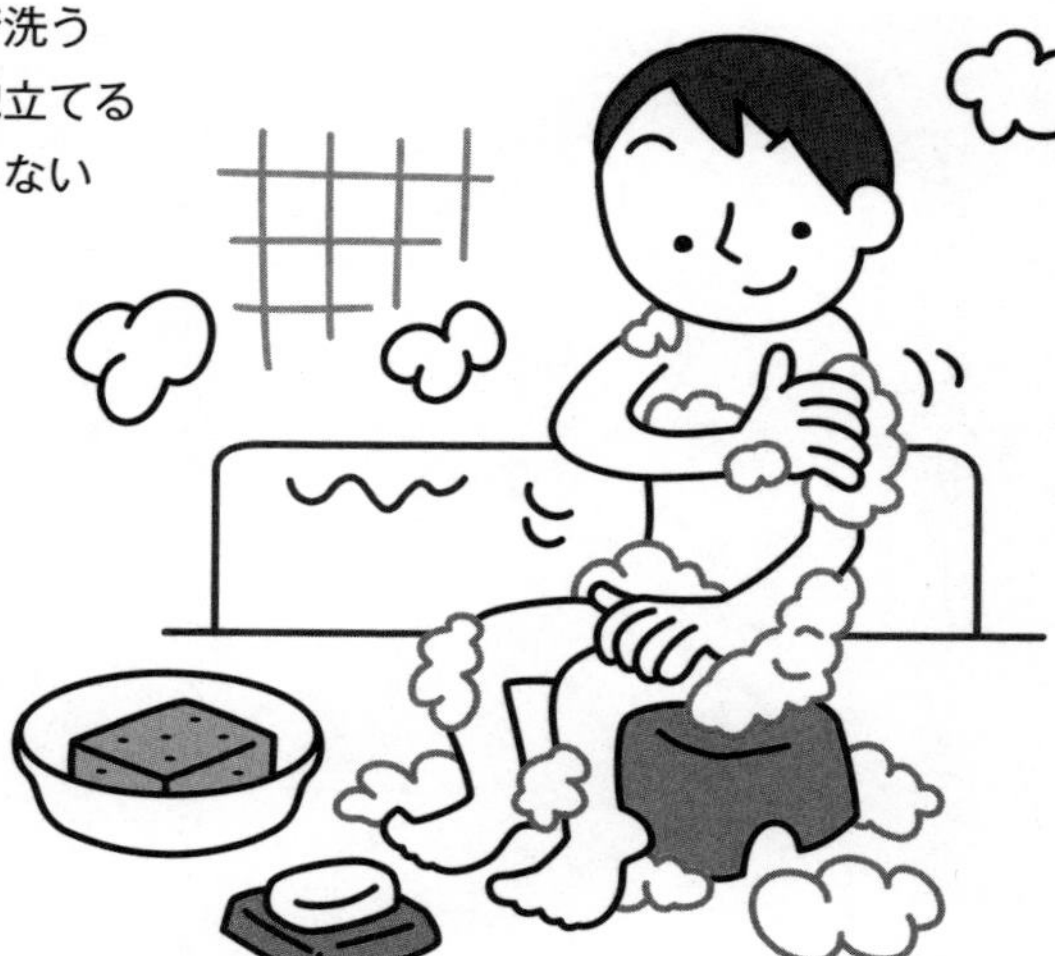

●石鹸をよく泡立てる

アトピー性皮膚炎の患者さん向けとした製品が各種販売されていますが、必ずしもそうした製品を使う必要はなく、一般的な石鹸でかまいません。植物由来成分でも肌に刺激となることがありますし、無添加などと謳っている製品でも着色料と香料だけが無添加で防腐剤が入っているものもあります。高級な製品でも香料が刺激となる場合もありますので、ふだん問題なく使用しているもので気に入っているものがあればそれを使うのがよいでしょう。肌に合う、刺激の少ないものを選びます。固形のものでも液体のものでもよく泡立てて使いましょう。十分に泡立てると汚れが落ちやすくなります。

泡立てるのが手間だと感じるときにはボトルから泡で出るタイプのものだと、泡立てる手間がかからず便利です。もしくは、タオルやスポンジ、泡立てネットなどを使うとよいでしょう。その泡を手にとってから肌につけやさしく洗います。

●洗い残しをしない

患部はすべて、しっかりと洗うようにしましょう。顔に皮疹などの症状が出ている場合には、顔も石鹸をつけて洗います。背中などの洗いにくい部分や、肘・膝の内側のように汚れがたまりやすい部分もしっかりと洗ってください。

石鹸を泡立ててよく洗ったら、泡が残らないように洗い流します。石鹸の成分が残ってしまうと肌に刺激を与え、症状を悪化させることがあります。

洗い流すときに、お湯が熱すぎると、皮膚への刺激が強くなったり、皮脂が過剰に失われ乾燥しやすくなります。少しぬるいくらいのほうが、肌には刺激が少なくよいでしょう。清潔なお湯をたくさんかけて流し、泡と汚れを肌に残さないことが大切です。

浴室を出たら、清潔なタオルを使って患部の水分をそっと拭き取りましょう。このときも、タオルでゴシゴシとこすると皮膚を傷つけます。タオルを肌に押し当てて残った水分を吸わせるようにして、拭き取ります。

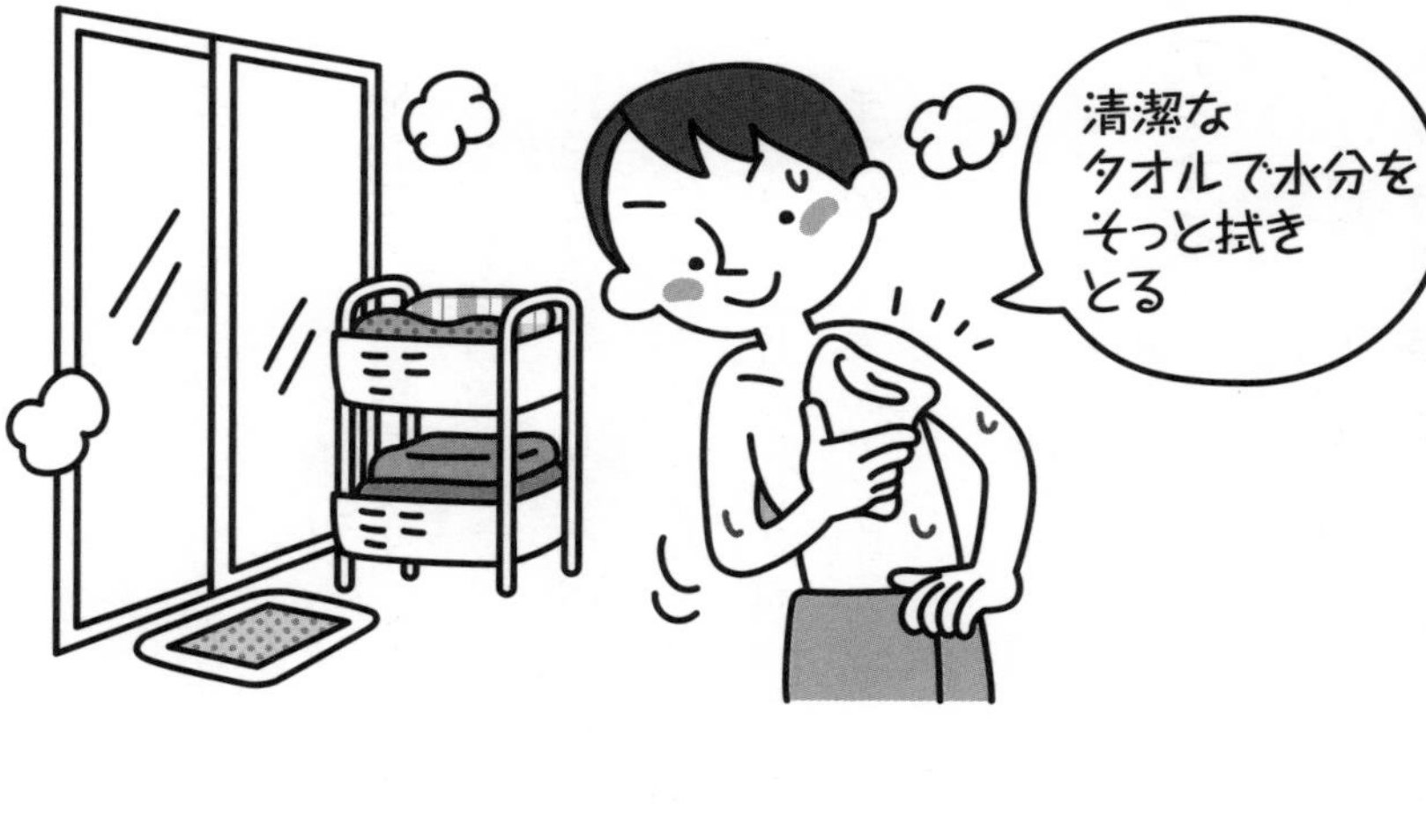

乾燥する前に薬を塗る

入浴直後は肌はしっとり潤っていますが、体が温まっているので、放っておくと水分がどんどん蒸発し、皮膚が乾燥しやすくなります。

アトピー性皮膚炎は、乾燥しやすい季節や湿度の低い地域で発症が増えます。肌の乾燥を防ぐため、入浴後タオルで体を拭いたら、早めに薬を塗るのがよいでしょう。ただ、入浴後に汗をかいてしまい、そのタイミングで薬を塗ると汗を塗りこんでしまうのが心配だという方もいらっしゃるでしょう。そんなときは汗が治まった後にシャワー浴で汗を再び流してから塗りましょう。入浴直後と1時間後に保湿剤を塗布した比較試験では、どちらも皮膚の水分量には違いがなかったというデータもありますので、あわてて塗る必要はありません。

1日2回、朝と夜に薬を使って、皮膚にバリアをする

アトピー性皮膚炎の治療中は、ここまでに説明したスキンケアを毎日必ず行いましょう。

私たちの病院では1日2回のスキンケアを指導しています。毎日、朝と夜に肌をきれいに

Column

保湿でアトピー性皮膚炎予防

私たちの病院で、赤ちゃんの肌の保湿について研究したことがあります（ランダム化比較試験）。

赤ちゃんに毎日全身に保湿剤を塗った場合と、乾燥したところにだけ塗った場合で、どのような違いがあるのかを調べました。全身に塗ったほうがアトピー性皮膚炎の発症率が３割以上低いという結果が出ました。

また新生児期からの保湿剤の使用がアトピー性皮膚炎の発症リスクを３割減らすという結果も得られました。

海外にも同様の研究があり、保湿剤をまったく塗らない場合と比べて、毎日全身に保湿剤を塗った場合には発症率が５割程度低くなると報告されています。

ステロイド外用薬や保湿剤を使って皮膚をしっかりと保湿し、乾燥を防ぐことが、アトピー性皮膚炎の発症や悪化を防ぐことにつながるのです。

して、ステロイド外用薬や保湿剤を使うと、皮膚のバリア機能を十分に補うことができ、回復が早くなります。重症の場合には、1日に3回スキンケアをしてもらうこともあります。

肌を清潔に保つため、朝も入浴したり、シャワーを浴びることをお勧めします。難しい場合は、朝は顔や腕など、石鹸で洗える部位だけを洗う形でもかまいません。薬はしっかりと塗りましょう。

夏など汗をかきやすいとき、肌が汚れたときは、頻回にシャワーや入浴をしたほうがよいでしょう。ただし、ツルツルの状態が保たれている肌には黄色ブドウ球菌のような雑菌はほとんどいないので、朝は石鹸を使わずシャワーで汗を流すだけでもかまいません。

薬の量の目安は「フィンガー・チップ・ユニット」

患者さんのなかには、ステロイド外用薬を指示量よりも少なめに塗っているという人がいます。ステロイド薬への理解不足から、できるだけ少ないほうがよいという考えなのでしょう。回数を減らすという人もいますが、患部にステロイドを薄く伸ばして塗っているという人もいます。先述のように薬の量が少ないと十分な効果が得られません。処方された薬が大量に余るという場合は塗る量が少なすぎるのかもしれません。

■フィンガーチップユニット

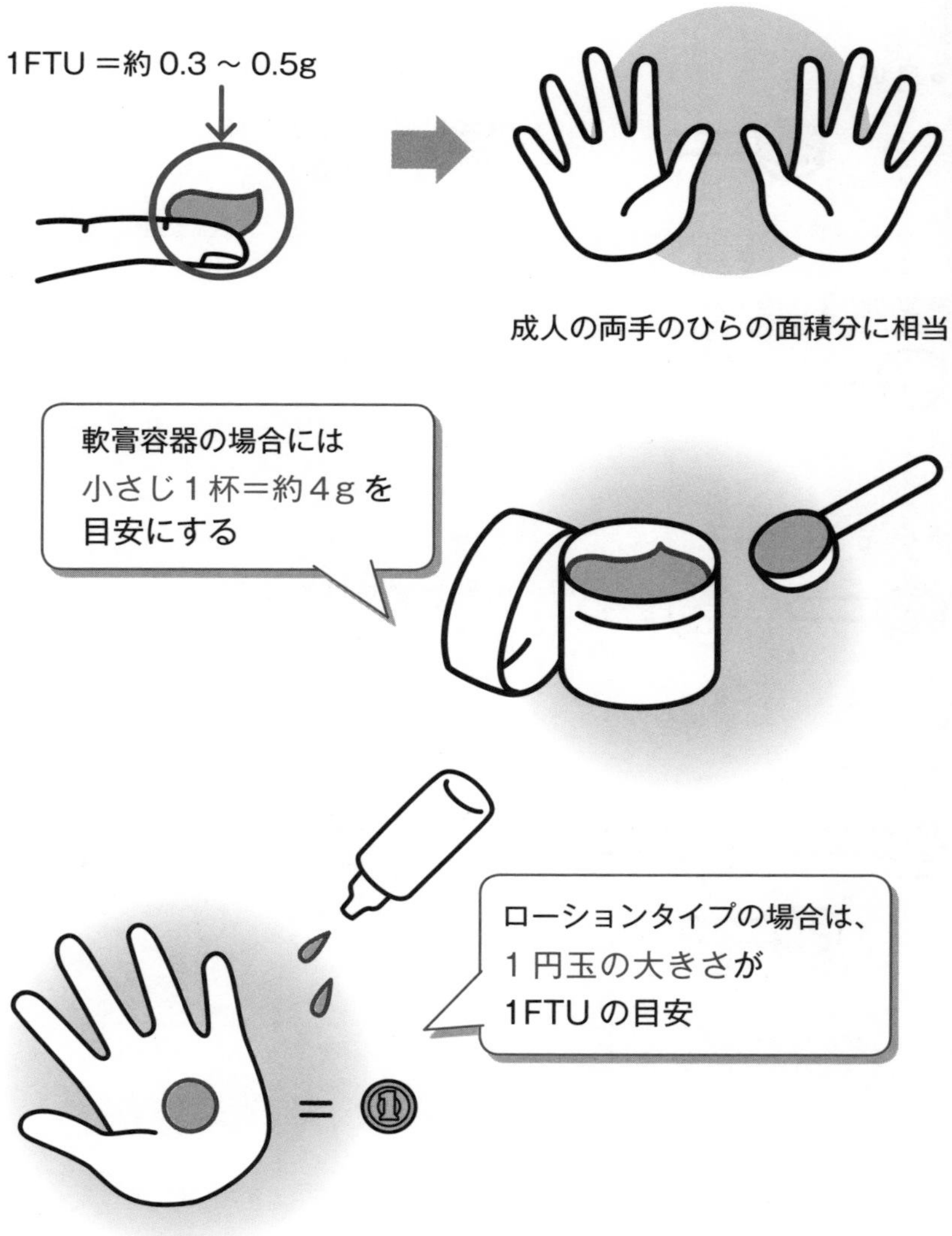

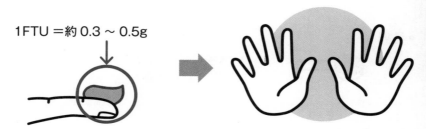

1FTU ＝約 0.3 ～ 0.5g
成人の両手のひらの面積分に相当
軟膏容器の場合には
小さじ１杯＝約４g を
目安にする
ローションタイプの場合は、
１円玉の大きさが
1FTU の目安

■全身に湿疹がある場合の目安量

●乳児

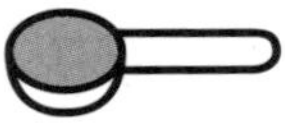

小さじすり切り１杯（約4g）
[片腕：0.5g　片脚：1g　背中：1g]

●幼児 3～5歳

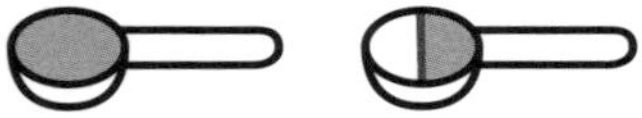

小さじすり切り１杯半（約6g）
[片腕：1g弱　片脚：1g強　背中：1g強]

●小児 10歳前後

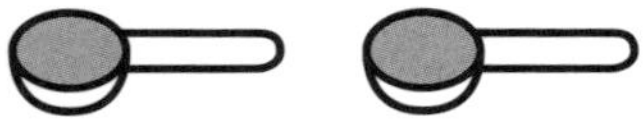

小さじすり切り２杯（約8～10g）
[片腕：1.5g　片脚：1.5g　背中：2g]

●中学生

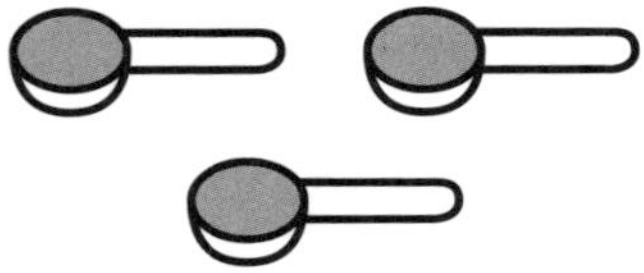

小さじすり切り３杯（約12～15g）
[片腕：2g　片脚：2.5g　背中：3g]

ステロイド外用薬を使うときには、一定の量をしっかりと使うようにしましょう。せっかく薬を塗っても、量が少ないと十分な効果が得られません。

薬の量の目安は「フィンガー・チップ・ユニット（ＦＴＵ）」といって、人差し指の指先から第一関節までの部分にのる量が一つの基準です。分量としては０・３～０・５グラム程度です。この量を、大人の両手の手の平程度の面積に広げるように塗ると、適切な量になるといわれています。

この１回分を１ＦＴＵとして、ご自身が薬を塗る範囲の広さが両手の平いくつ分かと考えていくと、薬の適正な使用量がわかりやすいでしょう。

「多少ベタつきがあるが、かゆみはない」が目安

ＦＴＵを基準にしてステロイド外用薬を塗ると、人によっては「ベタつく」「塗りすぎ」と感じるかもしれません。スキンケアを指導していると、そのような感想をよく聞きます。実は症状があるときには、そのくらいしっかりした量を塗るのが適切です。塗っても肌が乾燥してさらっとしているようでは塗布量が足りないかもしれません。皮疹がひどい場合には、もっと多く塗ることもあります。皮疹があると皮膚はデコボコが大きくなります。

表面積が大きくなりますから多くの量が必要になります。

症状が治って肌がツルツルになれば少ない量でも塗り広げることができるようになるので、必要量が減っていきます。

ステロイド外用薬は、そのうちの99%以上のボリュームが基剤なので、皮膚の表面についていないと有効成分のステロイドが吸収されません。塗るときに、肌にもみこんだり、すりつけたりしてはいけないのです。「よく塗ること」よりも、しっかりと「塗り広げること」を意識したほうがよいでしょう。

十分な量を患部にしっかりと塗っていれば、成分も行き渡り、かゆみも抑えられ皮疹が治っていきます。「多少ベタつきはあるけど、かゆみはない」というのが、適切な塗り方の目安です。その

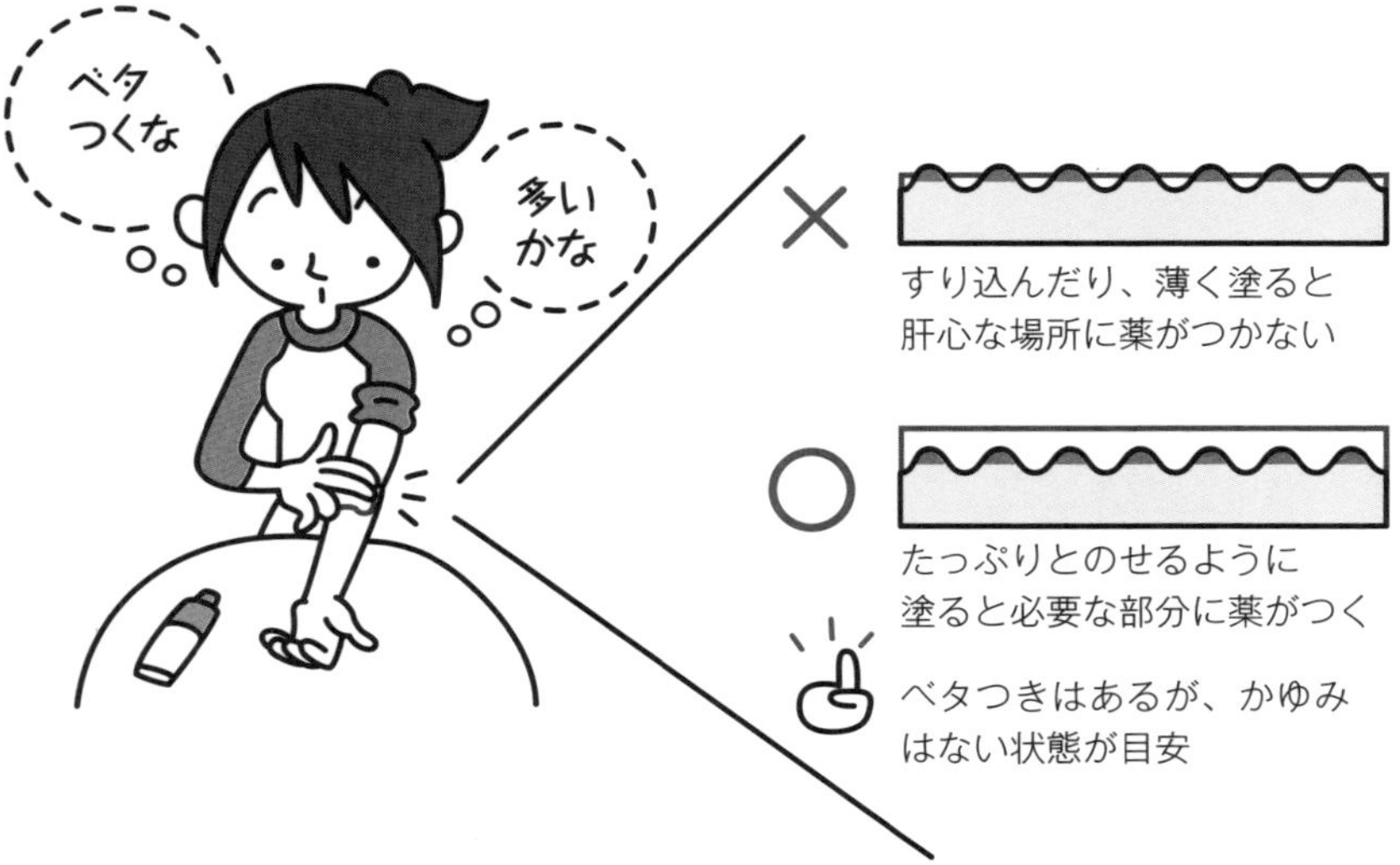
ベタつくな
多いかな
×
すり込んだり、薄く塗ると
肝心な場所に薬がつかない
○
たっぷりとのせるように
塗ると必要な部分に薬がつく
ベタつきはあるが、かゆみ
はない状態が目安

ような状態を目指して、治療に取り組んでいきましょう。

頭皮は地肌に届くように

髪の毛がある部分に塗るときはローションタイプが適しています。髪の毛越しに振りかけてしまうと髪の毛が吸収してしまい、肝心の地肌に行き渡らないことがあります。

患部の地肌にきちんと届くように髪の毛をかき分けながらていねいに塗りましょう。顔を上げたときに余分な薬が目に入らないように気をつけます。

頭皮にローションを数滴たらし、指で押さえつけるようにして広げるとうまくいきます。２㎝くらいずつ分け目の位置をずらして変えながら、患

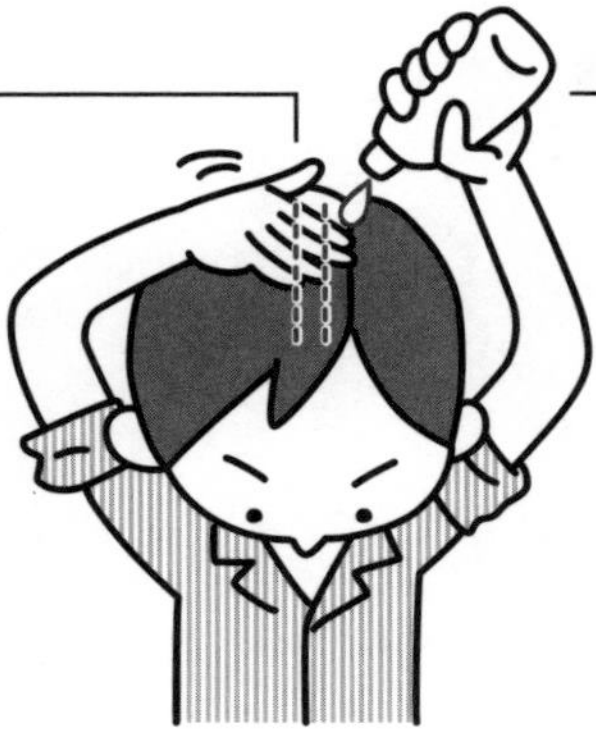
2cm くらいずつ
分け目を変えながら
患部にまんべんなく
薬をゆきわたらせる
地肌に数滴
たらし指で
おさえる

部全体に塗っていきましょう。

正しいスキンケアを

スキンケアや薬の使い方は治療を進めるうえでとても重要なので、私たちの病院では患者さんたちに具体的に指導しています。しかし、医療機関によっては、そのような指導に時間をとれないところもあるでしょう。

また、患者さんが診察時に医師になにを聞けばよいのかがわからなくて、くわしく説明を受けられなかったというケースもあるのではないかと思います。

このようにスキンケアや薬の使い方がよくわからず、悩んでいる人にも「正しい治し方」を知っていただきたいと思い、私たちが日頃指導している方法を本書では詳しく解説しました。本書を手に取られたのを機に一人でも多くの人がアトピー性皮膚炎のつらい症状から解放され、健康に暮らしていけるように、心から願っています。

第3章

悪化・再発を防ぐための生活術

正しい治し方③

悪化要因の除去

対応の基本は、刺激物の少ない「清潔な環境」をつくること

アトピー性皮膚炎の正しい治し方、3本目の柱は「悪化要因の除去」です。健康な肌を維持するために、生活習慣や居住空間を見直して、皮膚への刺激物の少ない「清潔な環境」を整えていきましょう。

アトピー性皮膚炎ではダニやカビ、フケ、ホコリ、汗などが症状を悪化させる要因となることがあります。それらが除去すべき「刺激物」です。

なかでも特に注意したいのが「ダニ」です。ダニにもさまざまな種類がありますが、アトピー性皮膚炎の悪化因子となるのは、目に見えないほど小さな「チリダニ」です。「ヒョウヒダニ」ともいいます。チリダニは人のフケやアカなどをエサとして、布団やぬいぐるみ、床にたまったホコリ、ソファなどにすみついています。人をかんで吸血するイメージがありますが、これらのダニは人をかんだりはしません。

チリダニは夏などの湿気の多い時期に繁殖します。室温25℃前後、湿度75％前後がもっとも繁殖しやすい環境だとされています。チリダニの糞や死骸などに含まれるたんぱく質が、アレルゲンの一つになることがあります。

ダニに感作を受けていない人も、ダニの糞には表皮の角質細胞をつないでいる接着班を溶かすたんぱく分解酵素を含んでいるので、やはり悪化因子となります。

アトピー性皮膚炎を発症しにくい環境を考えるときは、ダニからの影響を減らすという視点を持つことがポイントです。洗濯や掃除が基本ですが、日々の生活のなかで行っていくことなので、あまり負担になりすぎず、管理しやすい環境を整え、無理なく続けていけるような考え方も同時に必要です。

■こんな所にダニが発生しやすい

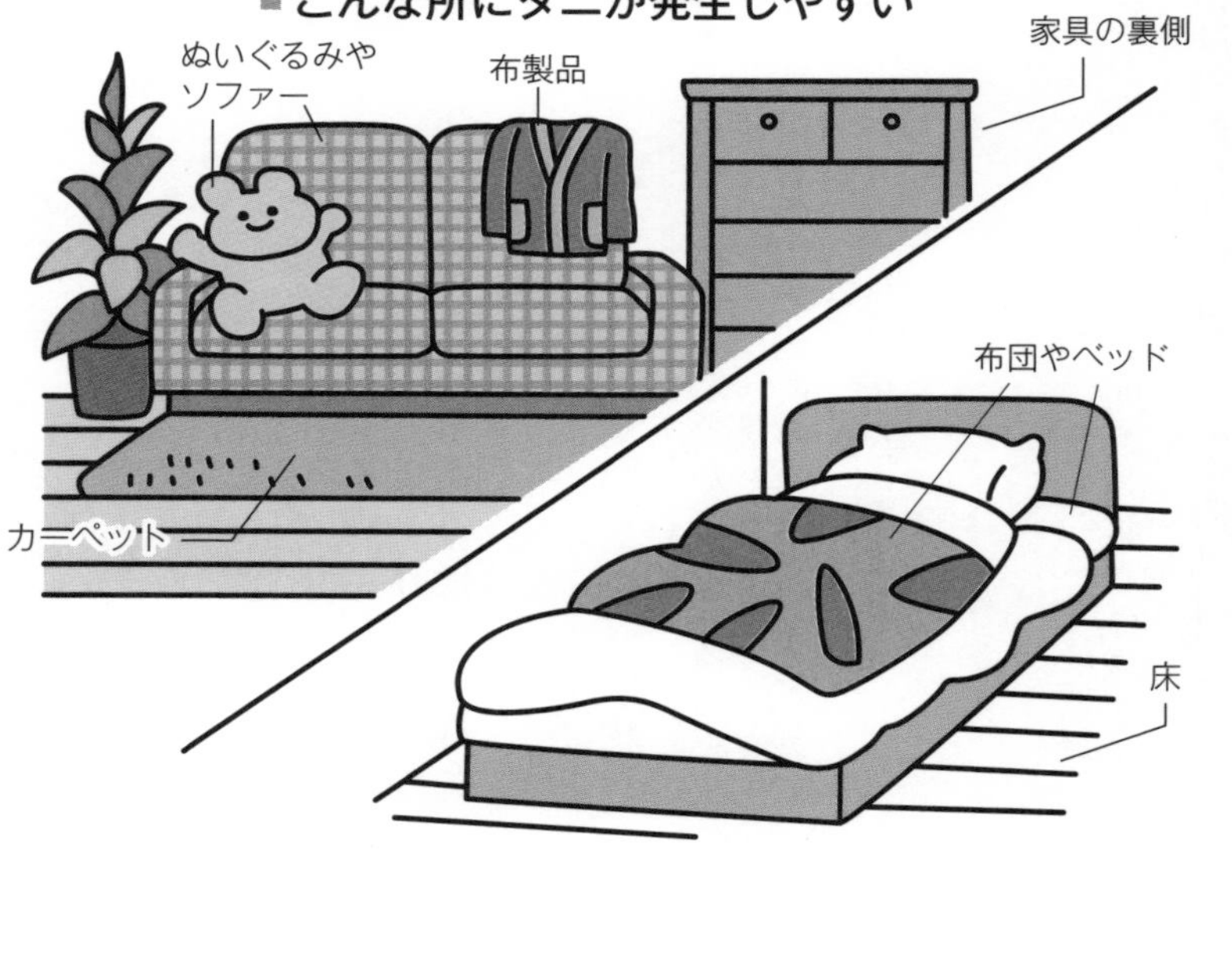
ぬいぐるみや
ソファー
布製品
家具の裏側
カーペット
布団やベッド
床

こまめに洗って清潔を保つ

布団やシーツ、ベッド、枕カバーなどの寝具は寝ている間に温まって汗をかいたり皮脂がついたりして意外と汚れやすく、ダニも発生しやすいものです。

枕カバーや布団カバー、シーツなどの洗濯できるものは、こまめに洗うようにしましょう。少なくとも週に一度以上の洗濯をお勧めしています。

症状が強く出ていて肌の状態が悪く、ステロイド外用薬で治療しているときには、できれば毎日洗濯したいところです。

シーツの洗濯、掛け替えは大変なので、直接肌に当たる部分だけでも交換しやすい形状のカバー類にするなどして工夫してください。できるだけ清潔に保つことが大切です。

シーツに掃除機をかけるのは重労働なうえに、生地も傷むのでお勧めしません。大変な思いをして掃除機をかけても、布団に侵入したダニをすべて吸い取るのは困難です。

防ダニ製品も利用

アトピー性皮膚炎やアレルギー性鼻炎のある方など向けに防ダニ加工のあるカバー、シーツが売られています。寝具の防ダニ加工製品には薬剤を使用してダニを寄せ付けないタイプのものと、高密度で織られ、織り目からダニを通さないタイプのものがあります。

薬剤を使った製品は、薬剤で直接ダニを殺す殺虫タイプや、ダニが嫌がる香りなどの成分で寄せ付けない忌避《きひ》タイプなどがあります。しかし薬剤を使用した防ダニカバーは、洗濯をするうちに防ダニ効果が薄れてしまいます。数回洗っただけで、効果が何割も落ちてしまうこともあります。１００％の効果が得られるのは新品のときだけでしょう。

ダニを通過させない高密度織の製品は基本的に洗濯で効果が薄れることはありません。洗濯しても繊維の撚《よ》りがゆるくならないタイプだと長持ちします。薬品の影響を心配する必要がないので、こちらのタイプがおすすめです。

布団は洗うべき？

布団を頻繁に洗うことは大変です。洗っても干しているうちに家のホコリなどからダニがついてしまうかもしれません。

ですが、買ったばかりの寝具にはダニはいません。ですから、布団を新しく買ったらすぐにダニを通さない高密度織のシーツやカバーで包んでしまえば、ダニは布団に侵入できないことになります。大変な思いをして布団を洗わなくてもダニの心配がいりません。高密度織のシーツやカバーを使用しているのであれば、布団は特別な製品である必要はないでしょう。日々、シーツを掛け替えたりする間にどうしてもいつかはダニがついてしまいますから、たびたび新品に替えられるような安価なものを使用したほうがよいかもしれません。

防ダニ製品には何万円、何十万円という非常に高額なものもありますが、効果が永続するものはないので、気軽にどんどん洗ったり交換できるような価格の安いものを使用したほうが結果的に防ダニの効果も高いかもしれません。

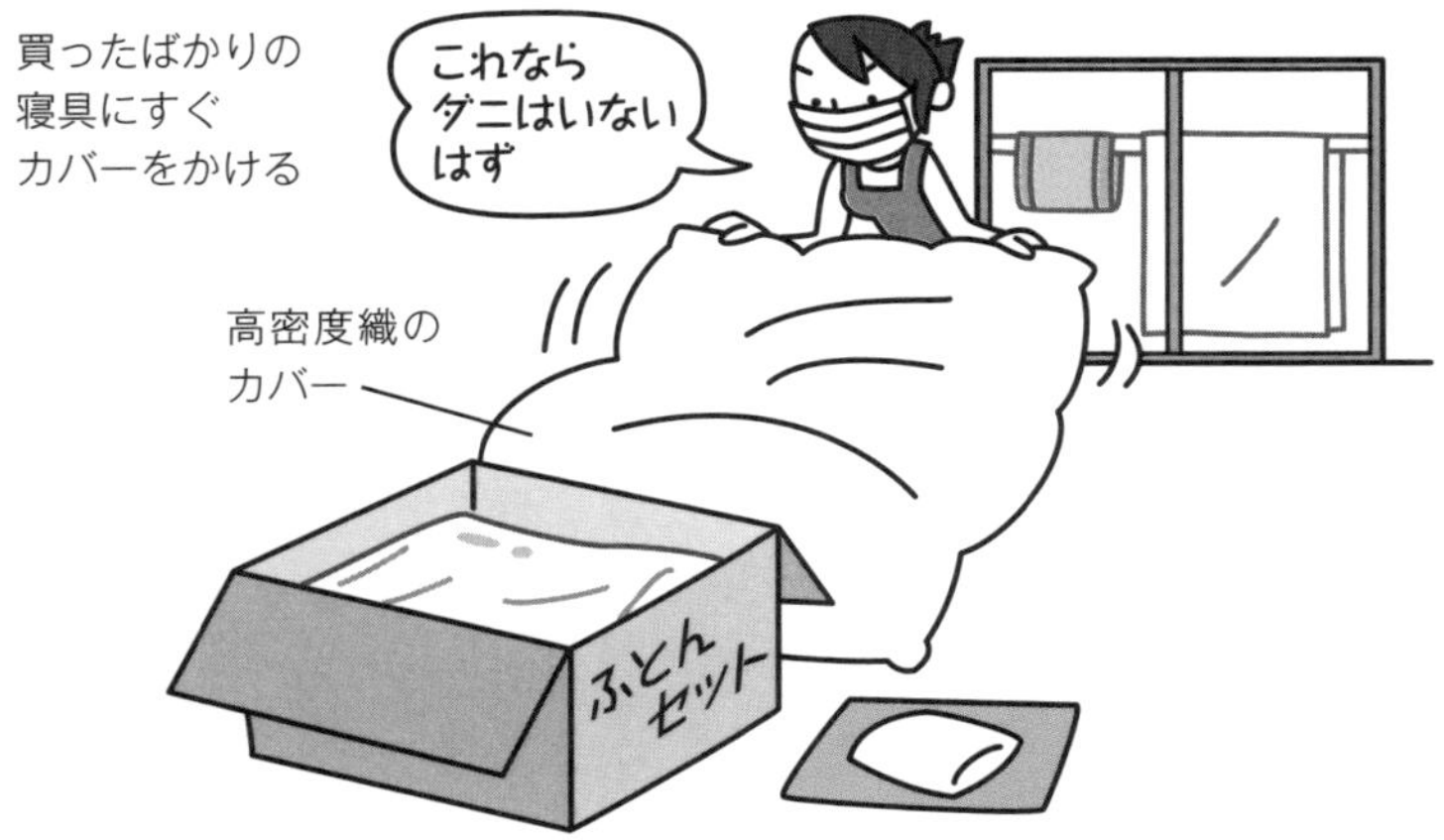
買ったばかりの
寝具にすぐ
カバーをかける
これなら
ダニはいない
はず
高密度織の
カバー
ふとん
セット

枕カバーや布団カバー、シーツなどを洗濯して干す：
ダニやフケ、アカ、汗を除去する

寝室の環境も影響する

ぜんそくの研究として家庭のダニアレルゲンの量を測定した報告があります。ぜんそくの患者さん（子ども）の寝具を調べてみると、掃除や洗濯をする回数が少なければ少ないほど、ダニアレルゲンの量が多くなっていました。

また、私たちが行った最近の別の研究では、寝具にはダニアレルゲンだけでなく、食物アレルギーに関わる鶏卵アレルゲンも多く含まれていることがわかりました。寝具の掃除や洗濯は、アトピー性皮膚炎やぜんそく、食物アレルギーなどのアレルギー疾患の対策につながります。

専門家がダニアレルゲンを調査する方法

寝具のダニアレルゲン量が多くなる条件

ぜんそくの患者さん（子ども）の調査では、次のような条件に当てはまる場合に、ダニアレルゲン量が多くなる傾向がみられました。掃除や洗濯をする頻度が少ないほど、アレルゲン量は多くなります。

- 寝具に掃除機をかける頻度が少ない
- 布団カバーを洗濯する頻度が少ない
- 布団カバーを最後に洗濯してからの期間が長い
- 布団を購入してからの期間が長い
- 同じ部屋で寝ている人が多い

はいろいろとありますが、例えば寝具に掃除機をかけてホコリを吸い取り、そのホコリ1グラム中にダニアレルゲンがどの程度あるかを調べるという方法があります。ダニアレルゲンは小さいものなので、1グラム中に何マイクログラム含まれているかを調べます。マイクログラムは100万分の1グラムです。

10マイクログラム以上になると、ぜんそくを発症するリスクが高くなりますが、調査をしてみると、日本の家庭では多くの場合、10マイクログラム以上になります。残念ながら日本はダニが繁殖しやすく、アレルギー疾患の悪化や再発を防ぐためには、できる限り掃除や洗濯をこまめに行うほうがよいでしょう。

清潔に保ちやすい環境も大切

洗濯や掃除は毎日のことです。たまに大掛かりな掃除をするのではなく、こまめにホコリを取り去ることが大事です。となると、それを続けてきれいな状態を保ちやすいような環境が大切となってきます。生活環境は個人の好みやこだわりもあるかと思いますが、まずは寝室やベッド周りだけでも見直してみてください。

まずベッド周りにはあまりものを置かないようにします。ぬいぐるみやクッションなどはダニが発生しやすいのでなるべく身の回りに置かないほうがよいでしょう。置くとしたら数をできるだけ少なくし、こまめに洗濯をします。

布製品はホコリを発生しやすく、ホコリを取り除きにくいので、なるべく減らします。床にはじゅうたんやラグ、マット類を敷きません。たたみもホコリがたまりやすい床です。フローリングやタイル、ビニール製の床材など繊維が散らからず、凹凸が少ない床のほうがホコリはたまりにくくなります。

掃除は毎日の拭き掃除（水拭きしてから乾拭き）が理想です。その点でもつるつるした床のほうが掃除はしやすいといえます。しかし掃除機をかけることでもホコリを減らすことはできます。じゅうたん敷きなど拭き掃除に向かない床や、毎日拭き掃除はたいへんだという家庭では掃除機をかけます。つらくて続けられないよりは、できることをできる範囲で続けていくほうがよいでしょう。

家具や小物が多いとホコリがつきやすく掃除も手間がかかります。ものは少ないほうが掃除しやすくなります。なるべく家具は少なくし、置く場合は動かして隙間や裏側まで掃除できるように軽いものや、キャスターがついて動かしやすいものを選ぶと掃除が楽になります。

小物類もホコリがつかないようになるべく扉や蓋のついている収納にしまうとよいで

しょう。見えるところに飾っておきたいトロフィーやお土産品などはガラスケースにしまっている人もいます。

紙製品も布製品と同様にホコリや虫がつきやすいものです。本棚も扉のついたものだと掃除の手間が少なくてすみます。古雑誌や古新聞などは片付けます。

布製のソファにはダニが大量に繁殖します。革製ソファのほうが比較的ダニは少ないでしょう。布製のソファは使わないほうがよいのですが、洗濯しやすい高密度織の布カバーを掛けておくと多少はよいかもしれません。

また、観葉植物も土にダニやカビが発生しやすいので、できれば置かず、置く場合はカビさせないようにします。

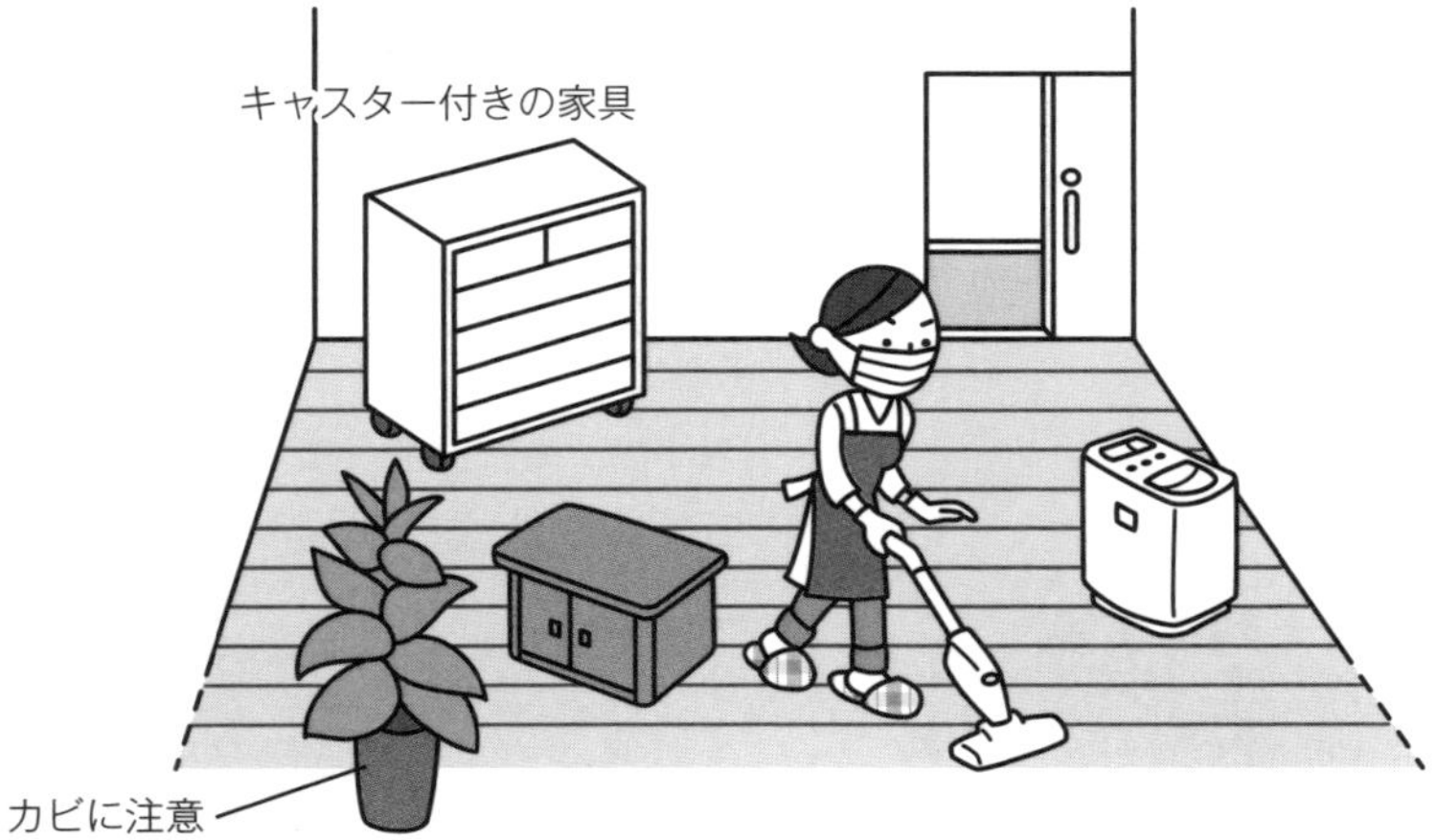

■拭き掃除が望ましいが掃除機でもダニの影響を減らすことができる

こんなところにも注意を

掃除で見落としやすいのがカーテンやブラインドです。動かすことでホコリが部屋全体に舞い散るという点でもこまめな掃除や洗濯が望まれます。

エアコンや加湿器、空気清浄機などの機器のフィルター、エアコンの冷却フィンはホコリがつまりやすく、同時にカビも発生しやすいものです。取扱説明書を確認して、定期的に掃除、交換をしましょう。

また、換気をよく行うことも大切です。押入れやクローゼットなども定期的に開いて、空気を入れ替えるようにしてください。

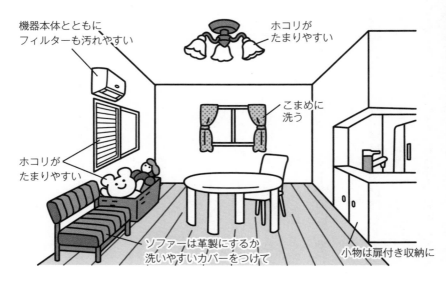

機器本体とともに
フィルターも汚れやすい

ソファーは革製にするか
洗いやすいカバーをつけて
小物は扉付き収納に

ペットとアトピー性皮膚炎

犬や猫、うさぎ、ハムスターなどのペットにつくダニも悪化因子になります。また、ペットのフケや毛がアレルギーを起こす原因となることもあります。アトピー性皮膚炎患者さんでは、犬や猫などの毛やフケに反応するアレルギーを持っている人も少なくありません。アトピー性皮膚炎を治療するという観点からいえば、毛のあるペットは飼わないほうが無難でしょう。

アトピー性皮膚炎であっても、すべての動物にアレルギー反応を起こすわけではありません。犬には起こすけれど、猫には反応しない場合、うさぎにしか反応しない場合など、体質によって異なります。すでにペットを飼っていて、触れあっているときに肌のかゆみやくしゃみ、鼻水などが悪化するなど、アレルギーが疑わしい場合は、試しにしばらく預けるなどして遠ざけてみます。遠ざけたときに症状が軽くなったら、ペットが原因で悪化している可能性が高いと考えられます。

飼っているペットを手放すことはできないという場合は、より丁寧に家の掃除をして抜け毛などを除去するようにし、清潔にします。動物に触れるときは手袋やマスクをして、できるだけ短時間に留めるなど少しでも影響が少なくなるように工夫します。必要に応じてこまめにトリミングしたりお風呂に入れることでもフケや抜け毛の飛び散りを減らすことができます。

犬の場合、可能であれば、室外で飼うほうがよいでしょう。種類や住宅事情によって難しい場合は、ケージで飼ったり、柵で区切ったりして、ペットが動ける範囲を制限します。少なくとも寝室の近くにはペットを入れないようにします。

これから飼いたいという人も、一緒に住んでから「やっぱり飼えない」ということはできませんから、慎重な判断が必要です。魚や亀、爬虫類《はちゅうるい》など毛のない動物であればより影響が少なくなります。絶対にペットを飼えないわけではありませんが、ペットのフケやダニが症状を悪化させる一因になることは確かなので、慎重に検討してください。

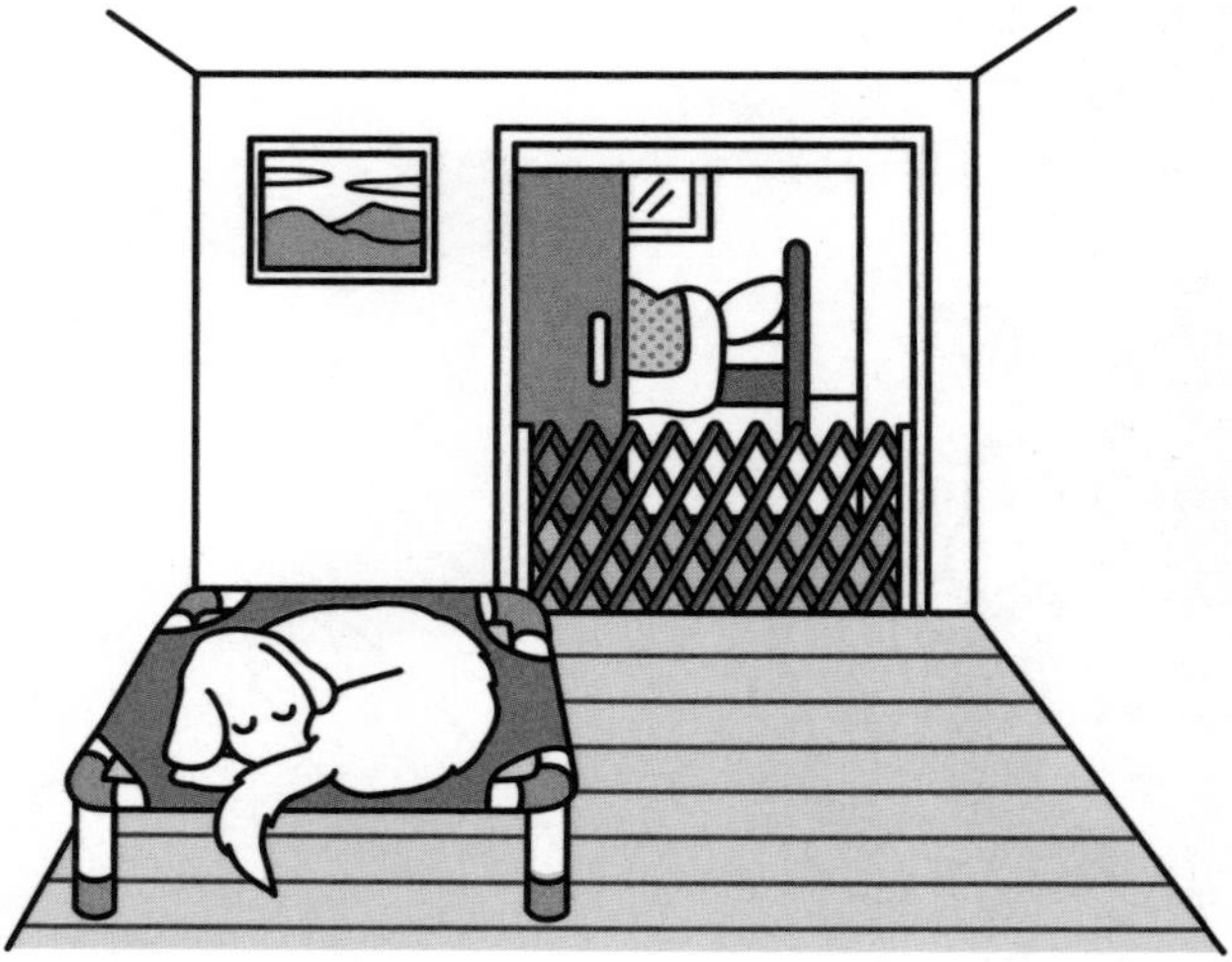

その他の注意点

衣類

　アトピー性皮膚炎の人向けにいわゆるオーガニック（化学成分の使用を抑え、自然由来の製品を中心に製造したというような意味合いで使われる言葉）素材の衣類などが売られていますが、衣類はとくにオーガニックなものでなくてもかまいません。

　ただ、静電気の起きやすい素材は、肌を刺激したり、乾燥させる原因となりますので、静電気の起きやすいウールや化学繊維は避けたほうがよいでしょう。また、ウー

特別な衣類でなくてもよい

- 静電気や刺激の少ない素材
- 洗いやすく、清潔を保ちやすい素材
  とくに肌に直接触れる部分は綿や絹素材がお勧め

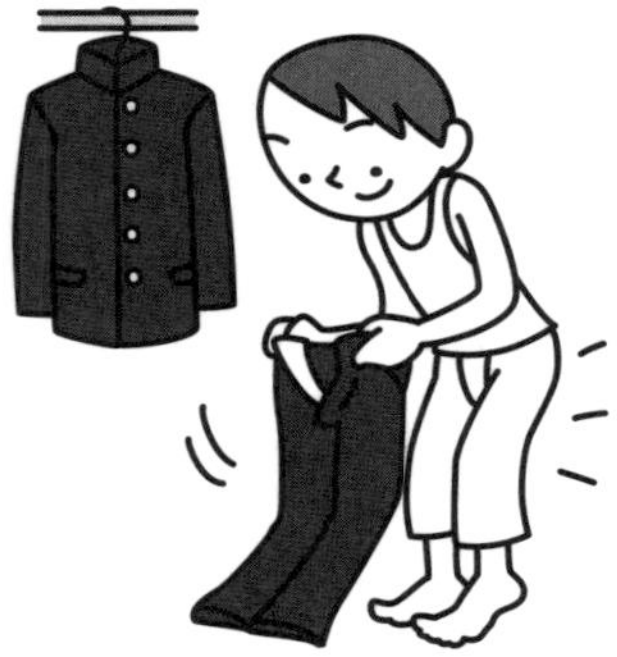

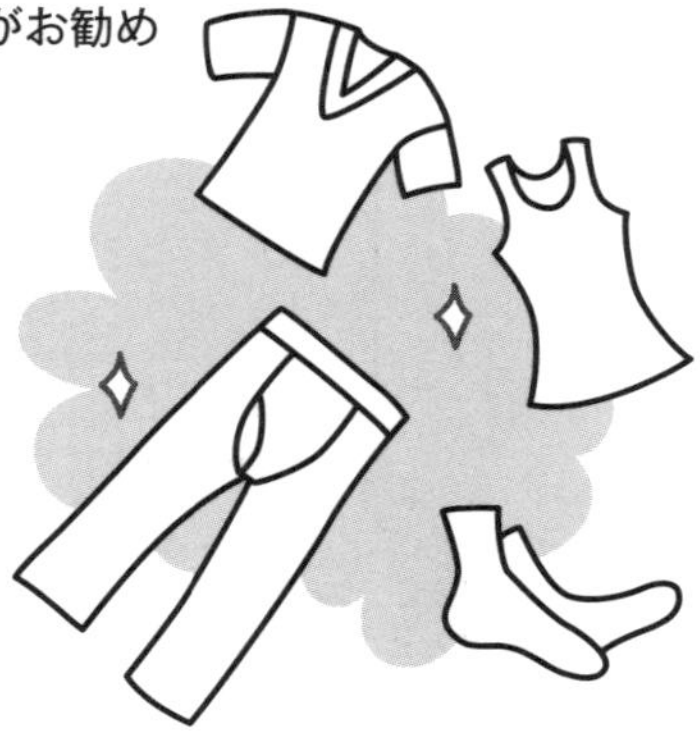

ルやジーンズのようにきめの粗い生地も、皮膚を刺激しがちです。ゴムで締め付けられることでかゆくなることもあります。とくに直接肌に触れる部分は繊維が柔らかく、帯電しにくい綿や絹がよいでしょう。

清潔に保ちやすいことも大切です。汗をかいたり汚れたらすぐに洗えるようなものを選びます。スーツや制服などこまめに洗いにくい衣類を着る人には、綿１００％のシャツやステテコなどの肌着を活用することをお勧めしています。

化粧

アトピー性皮膚炎でもお化粧は可能です。ただし炎症を起こしている部位には下地やファンデーションは塗らないほうがよいでしょう。皮疹や赤みをコンシーラーなどでカバーしたいという方もいますが、トラブルが起こりがちで回復が長引いてしまう可能性があります。まずは肌への負担を軽くして回復を待ちましょう。地肌は必要に応じて治療薬を使用し、保湿剤で十分に保湿します。炎症の患部は避け、目や口元のみのポイントメイクに留めます。

化粧品には防腐剤や香料などが含まれています。この防腐剤が皮膚への刺激になってしまうことがあります。また、香料や着色料が刺激になることもあります。そのため、添加物の少ないものがよいのですが、細菌の繁殖を防ぐということで考えると、防腐剤もなくてはならないものなので、添加物がなければよいというわけでもありません。

　肌の状態が安定していればファンデーションの使用も可能です。大切なのは清潔に保つことで、汗をかいたらそのつどきれいに拭き取って化粧直しをします。

　帰宅したらきれいに落としてしっかり保湿します。クレンジング剤も肌に合うものを選びます。拭き取りタイプよりも洗い流すタイプのほうが無難です。しっかり洗って、きれいな水で流し、保湿剤以外の化粧品を肌に残さないことが大切です。

　化粧道具は汚れやすいのでスポンジやブラシ類

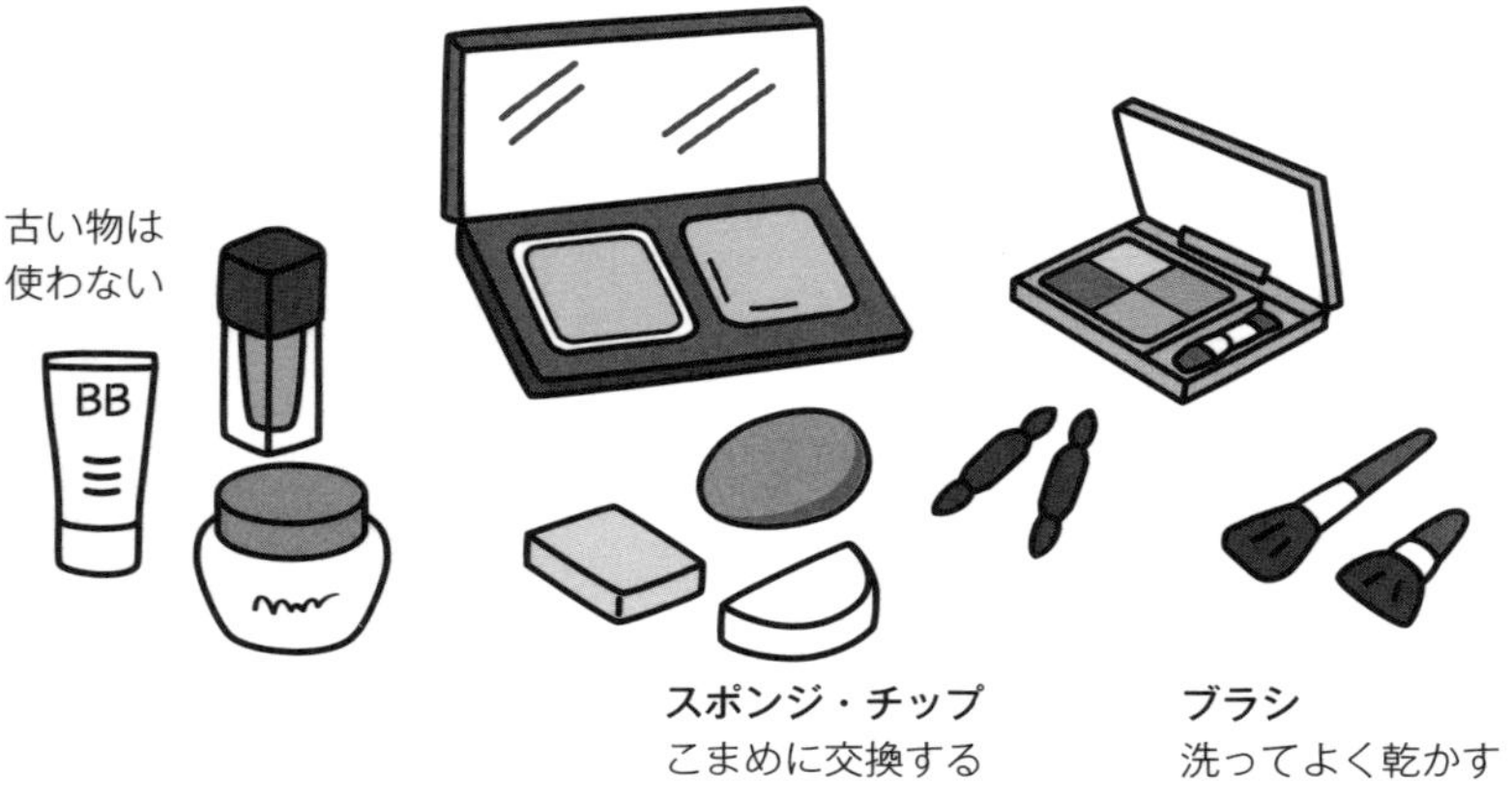

古い物は
使わない
BB
スポンジ・チップ
こまめに交換する
ブラシ
洗ってよく乾かす

はこまめに洗って水けをきり、よく乾かして使用します。チップ類も頻繁に交換するとよいでしょう。古くなった化粧品も雑菌が繁殖していることがあるので使わないようにしましょう。

アクセサリー

ピアスやネックレス、指輪などのアクセサリーを身につけると、いわゆる金属アレルギー（接触性皮膚炎）を起こして皮疹やかゆみが悪化してしまうことがあります。接触していた部分が赤くなったりかゆくなったりした場合にはその疑いが強いでしょう。

これは汗などで金属から溶け出した金属イオンが体内で反応し、アレルゲンとみなされてしまうことによります。アクセサリーに使われることの多い素材ではニッケルやパラジウムなどがよく接触性皮膚炎を起こします。アトピー性皮膚炎のある人は避けたほうがよいでしょう。金やプラチナ、銀など元素の安定した金属では比較的起こりにくいといわれています。「医療機器でも使われる」としてチタニウムなどもよく使われるようです。

しかしそれでも金属アレルギーを起こしてしまうことがあります。たいていのアクセサリーの素材は別の金属と混合して作られている合金ですので、その混ぜる素材によっては反応してしまうのです。

　アレルギーを起こしにくい製品として、ピアスのポストやキャッチなど肌に触れる部分にシリコンなど非金属の素材を使用したり、部品を樹脂でコーティングしたものが売られています。いずれも接触部を清潔に保ち、長時間使い続けないことが大切です。

　金属以外の皮革や樹脂などのアクセサリーでかゆくなるような場合も同様で、汗や汚れなどに刺激されていることが考えられます。接触部にかゆみ、赤みが出た場合はアクセサリーを外して患部をきれいに洗い、しばらく使用は控えます。

食べ物・飲み物

　食物アレルギーがない限りはアトピー性皮

金属アレルギーを起こしやすい金属

ニッケル、パラジウムなど

起こしにくいといわれるチタン、金、銀でも合金の場合はアレルギーを起こしてしまうことがある

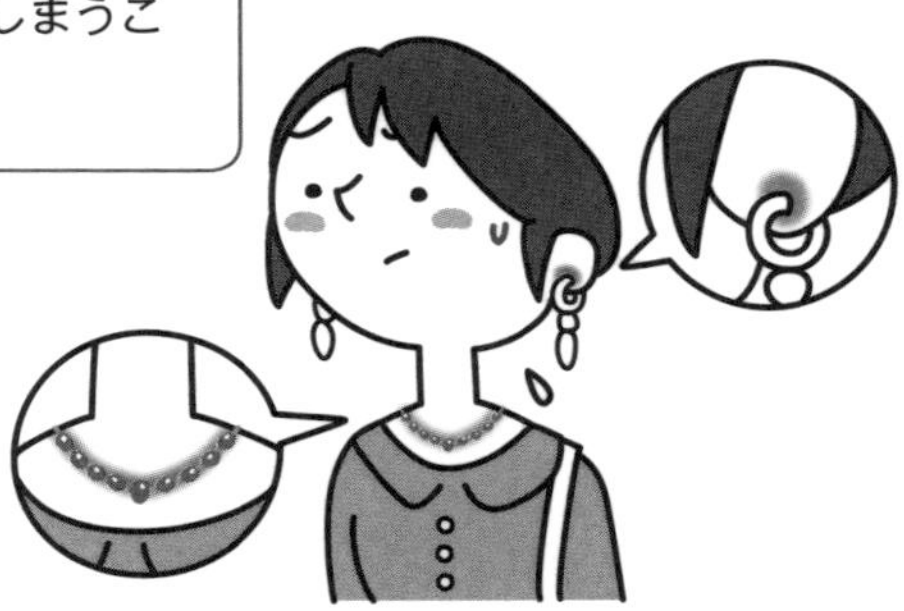

膚炎だからといって食事に制限はありません。基本的にはなにを食べたり飲んだりしても大丈夫です。とはいえ暴飲暴食は避けたほうがよいでしょう。

ただし、チョコレートやアイスクリーム、ケーキ、ジュースなど砂糖が多く含まれるものをたくさんとると、症状が悪化するという人がいます。もし、甘いものを多く食べた後にアトピー性皮膚炎が悪化するような経験をしたら、悪化時は控えるなど注意したほうがよいでしょう。

豆類で悪化するという人もいます。いずれも体質によるものですので、思い当たることがあれば控えたほうがよいかもしれません。

また、お酒もごく少量であればアトピー性皮膚炎を悪化させることはありませんが、血流がよくなることでかゆみや炎症が強くなることがあります。また、抗ヒスタミン薬を使用しているときは眠気の副作用がより強く出ることもあり、危険なので控えましょう。

お酒の飲みすぎはアトピー性皮膚炎以外の病気のリスクも高めるので、控えめにしたほうがよいでしょう。

運動するとき

運動をすること自体には特に注意点はありませんが、運動時の日焼けや、汗をかくこと、プールの水に入ることには、注意が必要です。順番に説明していきます。

●日焼け対策

日光の紫外線を浴びて日焼けするというのは一つの炎症です。日焼けはアトピー性皮膚炎を悪化させてしまいます。

外出時は帽子をかぶったり、長袖の服を着たり日傘を使用して日焼けを避けましょう。基本的には衣服や日傘などで日差しを避けるのがよいのですが、直射日光に肌をさらすことが避けられないときには日焼け止めを使います。

病院で出される処方薬には日焼け止めはありません。市販のものから選びます。日焼け止めに含まれている紫外線吸収剤は、紫外線

紫外線は４月～９月頃、
10時～14時頃が強い

晴れの日ほどではないとはいえ、曇りの日でも紫外線は地上に届いていることにも注意が必要

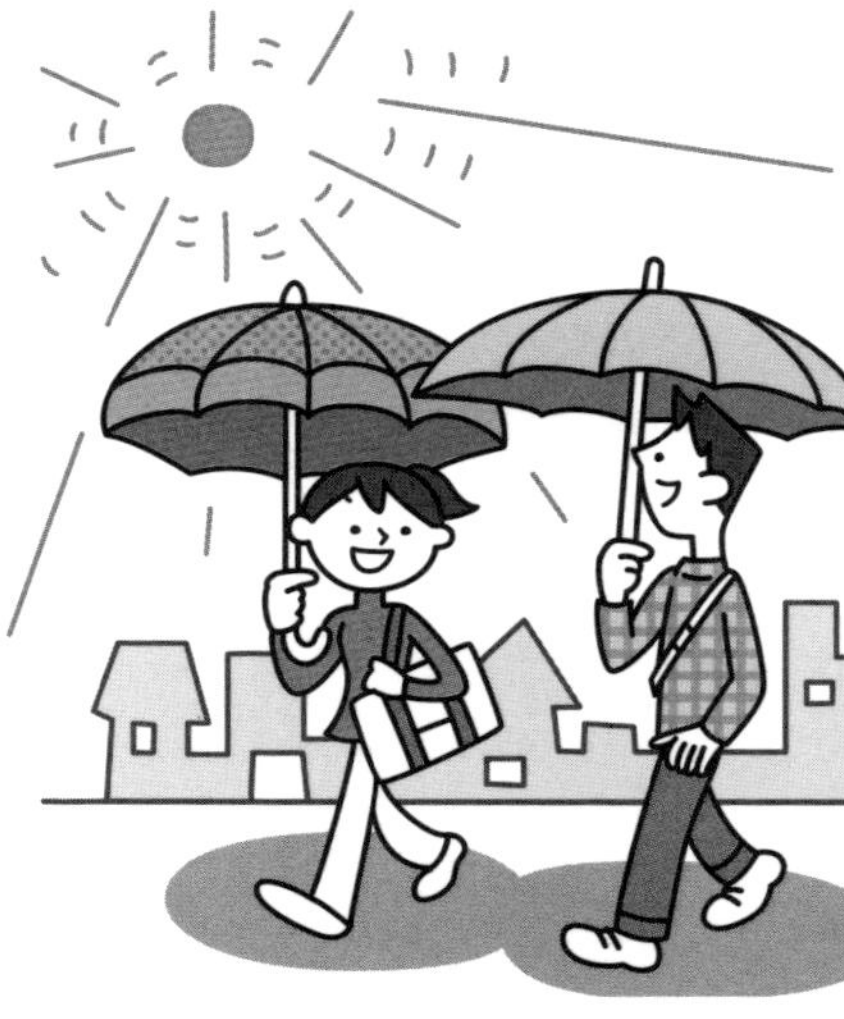

に反応する際、肌への刺激となることがあります。紫外線吸収剤不使用のものを選ぶようにしましょう。

ＳＰＦ値（Sun Protection Factor　数値が大きいほうが紫外線ブロック効果が強い）の高いものを選ぶことより、こまめに塗り直すことが大切で、ＳＰＦ15程度でも十分な量を2、3時間ごとに塗り直したほうが効果が得られます。

皮疹やかゆみの出ている患部に日焼け止めを塗ると刺激になることがあるので、患部への塗布は避けたほうが無難です。塗る場合には先に治療薬や保湿剤を塗り、その上から日焼け止めを塗ります。

日焼け止めはその日のうちにしっかりと洗い流すようにしてください。とくにウォータープルーフタイプは水で軽く洗っただけでは落ちないことがあるので、石鹸を泡立ててこすらずに丁寧に洗って、ぬるま湯ですすぎ落としましょう。

タクロリムス軟膏を使用しているときは日焼けは避けます。

●汗の対策

アトピー性皮膚炎でも回復してくると、皮膚から汗と一緒に抗菌ペプチドが出てきます。同時に皮脂も分泌されるので保湿効果も高まります。運動して汗をかくこと自体は、アト

汗をかくこと自体は OK

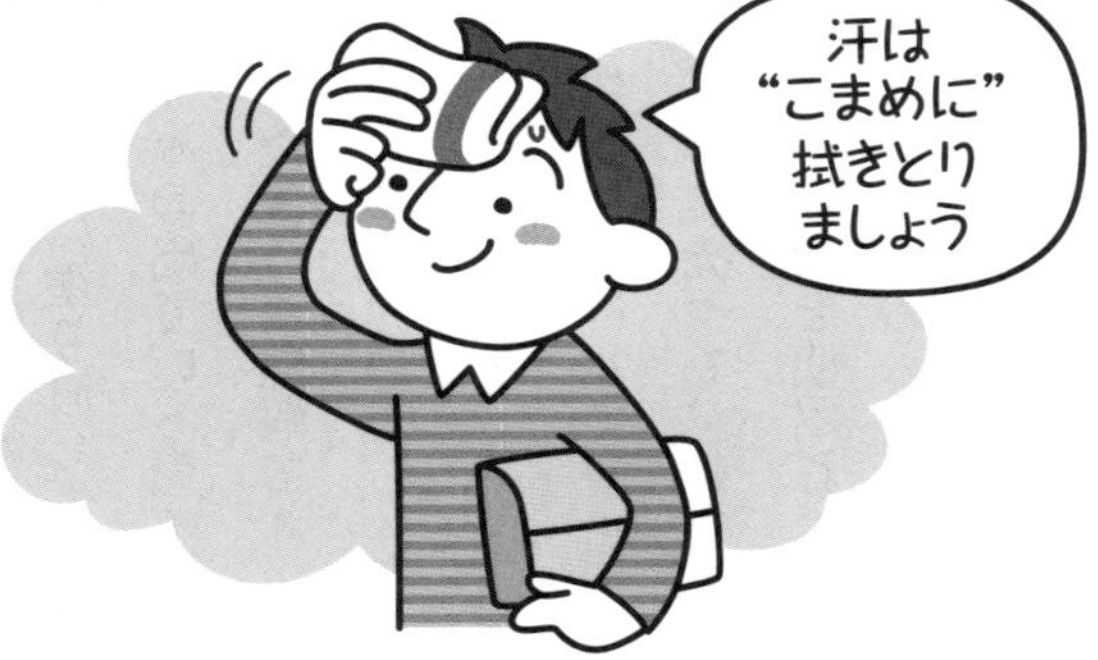

ピー性皮膚炎の治療にはプラスです。

しかし汗をかいたまま放っておくと、その抗菌作用は徐々に失われていきます。汗には塩分やたんぱく質も含まれているため、今度は雑菌が増えたり、皮膚への刺激が強くなったりします。

汗をかいたらそのつどきれいなハンカチやタオルで拭き取り、全身に汗をかくような運動後には水道やシャワーで汗を洗い流しましょう。シャワーが使えない場合には手や顔など洗えるところはできるだけ流水で洗い流し、洗えないところは濡れタオルで汗を拭き取るようにしてください。脇の下や肘の内側、膝の裏など、汗のたまりやすい部分を中心にやさしく拭います。汗で濡れた衣類もきれいなものに着替えたほうがよいでしょう。汗や汚れを皮膚につけたままにしないことが大切です。

肌を洗った後は必要に応じて薬をつけ直し、忘れずに保湿もしておきます。

●水泳

アトピー性皮膚炎でも水泳は可能です。学齢期のお子さんで本人が見た目などを気にして嫌がるようなら無理強いしないほうがよいでしょう。

学校では、感染症予防の観点から、アトピー性皮膚炎に限らず「生傷」のあるお子さんは入らないように指導があるところが多いと思います。炎症が強いときや、かき傷がある場合はプールには入らないほうがよいでしょう。

Column

長湯はかゆみにつながることも

汗を流すとき熱いお湯につかってさっぱりしたいという人もいるかもしれませんが、熱いお湯に長時間つかると、皮膚にかゆみが出やすくなります。皮膚が42℃以上になると、かゆみが強くなるという研究もあります。

お湯が38～40℃くらいであれば、皮膚が36～40℃程度に保たれ、皮膚のバリア機能が回復しやすくなると考えられています。

プールで使われている塩素が刺激になることがあります。あらかじめ患部に水をはじくワセリンを塗って保護するとよいでしょう。とはいえ、軽度でも皮疹やかゆみがあるときは刺激を受けやすいものです。無理せずに治ってから入るようにしたほうが無難です。

海や川であれば塩素の心配は不要です。水泳後はすみやかにきれいな水やシャワーで流し、保湿しましょう。近くに水道がないときはペットボトルやポリタンクなどに洗浄用の水を汲んでおくとよいでしょう。

日焼けへの対処は陸上での運動と同様です。ラッシュガードを着たり、休憩中は日陰に入るなどして日光を浴びすぎないように気をつけます。日焼け止めを使う場合はこまめに塗り直すようにします。

●虫刺され

夏場で虫が多いときには虫刺されを防ぐことも大切です。虫に刺されたことで、肌をかいて傷つけてしまい、アトピー性皮膚炎の悪化につながることがあります。虫に刺されそうなところでは、長袖や長ズボンで肌を守ります。虫よけスプレーを使う場合は、薬剤が刺激にならないように直接肌にかけず、衣類に使用するとよいでしょう。虫に刺されてかゆみが強い場合や、かいて傷つけてしまった場合は医師に相談します。

第4章

治療に不安があるときは

アトピー性皮膚炎が悪化しやすい人もいる？

アトピー素因

アトピー性皮膚炎の発症には体質が関わっているとお話ししました。アレルギーや炎症の起こしやすさで、アトピー性皮膚炎発症にかかわる要素をアトピー素因と呼びます。アトピー素因は日本皮膚科学会の定義によると、

1）家族歴・既往歴（気管支ぜんそく、アレルギー性鼻炎・結膜炎、アトピー性皮膚炎のうちのいずれか、あるいは複数の疾患）

または、

2）IgE抗体を産生しやすい素因

この二つになります。

アトピー素因を持つ人は、その免疫的傾向から炎症が起こりやすく、それがアトピー性皮膚炎につながります。アトピー素因を持つ人は、発症もしやすく、悪化も再発もしやす

いといえます。アトピー素因は体質なので変えることはできません。

ただ、アトピー性皮膚炎の発症には環境も大きく関わっているため、環境を改善することで発症リスクはかなり下げられます。また状態のよい皮膚はバリア機能が高いので、プロアクティブ療法で肌の状態をよく保つことで、さらに発症リスクは下がります。

アトピー素因の遺伝

両親のどちらかにアレルギー疾患がある場合、子どもがアレルギー疾患になる確率が少し高くなるといわれています。アトピー性皮膚炎も含めて、アレルギー疾患では遺伝の関与が否定できません。しかしアトピー素因はアトピー素因という単一の遺伝子で遺伝するのではなく、多数の遺伝子が関わり合っていると考えられています。そのため、アトピー素因に関わりある遺伝子がある程度遺伝したとしても、必ずしも発症するわけではありません。逆にまったく違う遺伝子によってアトピー素因が形作られているケースもあるのです。

そしてまたここにも環境要因が関わっており、一つ屋根の下で暮らす親子はさらされる環境も似ていることが多いのです。ですから、親子で発症したからと言って、それが遺伝によるものであるとは限りません。

親の生活習慣と子どものアトピー素因

よく、妊娠中や授乳中にお母さんが口にしたものがお子さんのアレルギー発症に関わっているといわれます。また、掃除が行き届いていないからアトピー性皮膚炎になりやすい体質になったのでは、という話もよく聞かれます。

これらは誤りで、こうした情報が原因でアレルギーを持つお子さんのお母さんが「自分が卵が好きでよく食べていたから」「掃除が足りないから」と、自分を責めてしまうことがあります。

しかし、アトピー素因も含めお子さんのアレルギー疾患の発症は、お母さんやお父さん、ご家族の暮らし方でコントロールできるものではありません。

例えば食物アレルギーの場合、卵などの食品がアレルゲンになることがあります。海外の研究で、母親が妊娠中や授乳中にそれらの食品を制限した場合と制限しなかった場合で、食物アレルギーやアトピー性皮膚炎の発症率には明確な違いがなかったことが報告されています。同様に掃除を徹底した場合とそうではない場合でも、やはり違いはなかったそうです。

アレルギーマーチ

とくにお子さんで、アトピー性皮膚炎の治療をしているときに「アレルギーマーチ」という表現を聞いたことがある人もいると思います。アレルギーマーチはアトピー素因を持つ人に、アトピー性皮膚炎、食物アレルギー、気管支ぜんそくが連続して起こり、アレルギー性鼻炎やアレルギー性結膜炎《けつまくえん》など、症状が形を変えつつ行進するようにあらわれやすいことを指します。なお、出現する順番は異なることがあり、また必ずしもアレルギーマーチを経験するわけではなく、突然気管支ぜんそくだけ、食物アレルギーだけを発症し、前後に別のアレルギー疾患は起こらないというようなパターンももちろんあります。

しかし、この連続しやすさを知っておくと、たとえばアトピー性皮膚炎を経験したお子さんでは、わずかな息切れや喘鳴《ぜんめい》で気管支ぜんそくを疑うことができ、早く対処を始め、軽症で済ませられるケースもあります。アレルゲンを特定し、あらかじめ避けることも有効でしょう。

乳幼児期の食物アレルギーとアトピー性皮膚炎では同時にあらわれることも多く、どちらが先かわかりにくいのですが、最近の研究ではアトピー性皮膚炎のほうが先に発症しているると考えられています。先述のようにアトピー性皮膚炎は乳児期の保湿でリスクを下げることができます。両親の病歴など、アトピー素因が疑われる場合には、積極的な保湿や食物アレルゲンの特定などアトピー性皮膚炎のケアを予防的に行うことで、ほかのアレルギー疾患の症状も軽減できるかもしれません。

アレルギー疾患が増えている

アレルギー疾患に関して誤解が多い原因の一つとして、なんらかのアレルギー疾患を持つ患者さんが近年、急速に拡大しているということがあります。

アレルギー疾患にかかる人は増えています。ある大学の調査では、ダニやスギなどのアレルゲンに対する特異的IgE抗体が陽性を示すアレルギー体質の学生の割合

■アレルギーが連続してあらわれるアレルギーマーチ

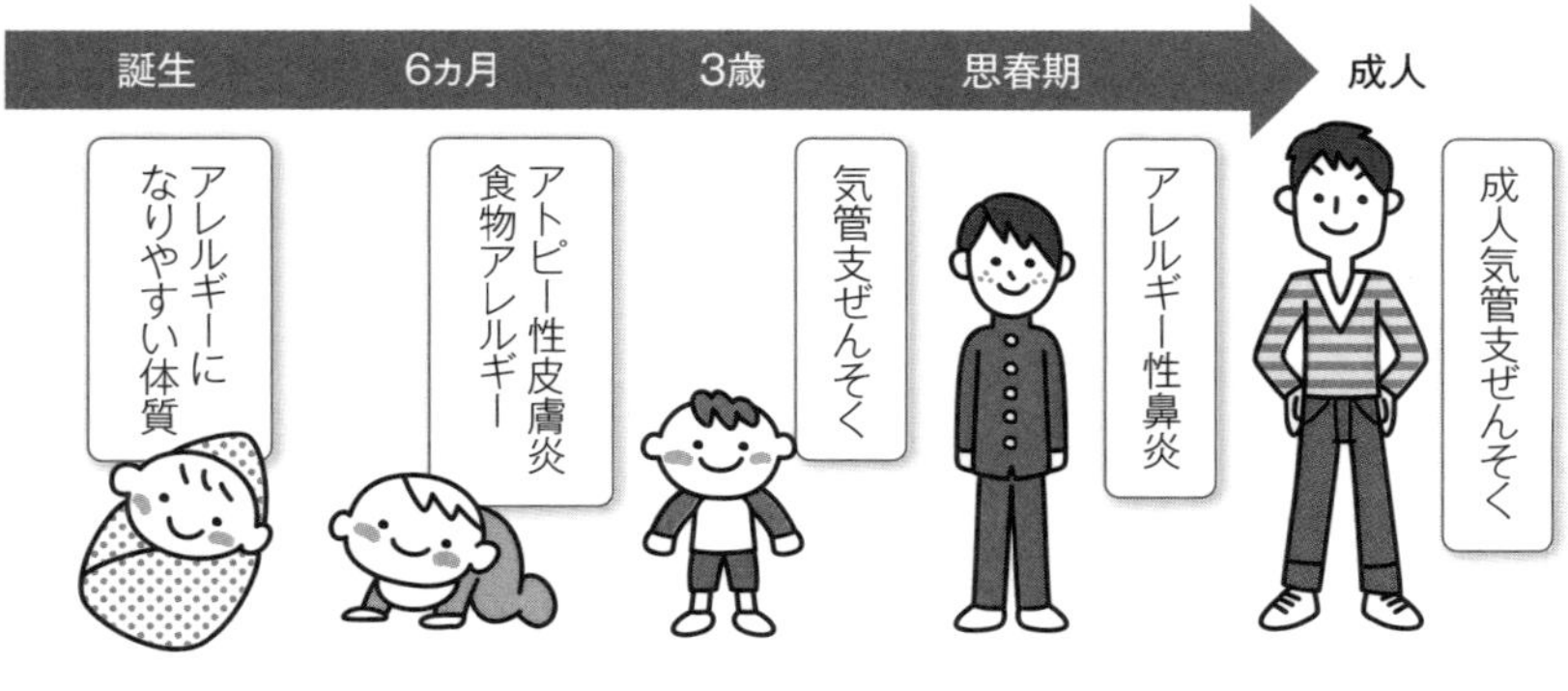

誕生
6ヵ月
3歳
思春期
成人
アレルギーになりやすい体質
アトピー性皮膚炎
食物アレルギー
気管支ぜんそく
アレルギー性鼻炎
成人気管支ぜんそく

が、約50年前には全体の10％以下だったのが、近年は90％以上になっているという結果が出ています。逆に言うと、昔は今ほど多くなかったので、世代によってアレルギー疾患への理解や、印象に違いがあるのです。

ただ、これだけ増えると理解者も増えて、食品の表示や、アレルゲンを含まない食事のバリエーション、保育園、幼稚園、学校などでのアレルギー対応なども確立され、ほとんど当たり前に配慮されるようになってきました。アトピー性皮膚炎や食物アレルギー、気管支ぜんそくのあるお子さんも珍しくないので、小児の患者さんは昔に比べれば、学校で不便な思いや、寂しい思いをせずに済んでいるかもしれません。

今はさすがに少ないと思いますが、ひと昔前、今よりアレルギーに対する理解がなかった頃は「アレルギーは甘え」「根性があれば治る」などと誤ったことを言う人もいて、患者さんやご家族は無理解につらい思いをしたり、危険にさらされたりしてきました。今はそのようなことは減っただろうと思いたいところです。しかし、このように理解が広まるのはよいことですが、患者さんが増えるのは歓迎できません。

アレルギー疾患が増えたことには、急速な文明化（特に電化）による生活環境やライフスタイルの変化が密接に関係していると考えられます。文明化といえば、大気汚染などがアレルギー症状を増悪《ぞうあく》させてしまうこともわかっています。とはいえ「これが原因」と単純に言うことはできません。

たとえば人々が清潔を好み、細菌の少ない環境に慣れたためにアレルギー患者が増えたなどの指摘もありますが、といって、不潔にしたところでアレルギーが予防できるわけではなく、ハウスダストなどでアレルギー疾患が引き起こされてしまうこともありますし、感染症や食中毒などのリスクは高まってしまいます。

卵や小麦粉など栄養価の高い食品が豊富になったり、杉の植林によるスギ花粉などアレルゲンが増えたからだという指摘もあります。しかしアレルゲン感作と発症の関係は単純ではなく、社会全体でアレルゲンを除去しただけではアレルギー疾患を解決することはできないと考えられています。

アレルギー疾患について個々人でできることは、現状を受け止めつつ、正しい知識を持ち理解し合い、発症をコントロールしていくことです。

治療しても治らないときは

ステロイド外用薬を使っても治らないとき

さて、本書ではアトピー性皮膚炎の正しい治療法について詳しく解説してきました。初めて発症した人も、これまで治りきらずに再発をくり返しがちだった人も、この標準的な治療法をしっかり実践してみてください。

それでも治らないときには次のような原因が考えられます。

①アトピー性皮膚炎ではない

ステロイド外用薬を使ってもなかなかよくならない場合には別の病気の可能性もあります。たとえば皮疹の原因がアレルギー疾患ではなく、真菌や細菌、ウイルスなどによる感染症の場合、ステロイド外用薬では治りません。悪化させてしまうこともあります。医師に相談して別の治療を行う必要があります。とびひやヘルペスなどの病気はステロイド外用薬ではなく、抗生物質や抗ウイルス薬などを使って治す必要があります。

②薬が症状に合っていない

第2章でもお話ししたように、ステロイド外用薬にはさまざまな強さのものがあります。皮疹の原因がアトピー性皮膚炎でも、ステロイド外用薬の強さが適切でないと効果があらわれません。薬が効いていないように感じたら、医師に相談してみましょう。

③薬の使い方に問題がある

原因がアトピー性皮膚炎で、適切な強さのステロイド外用薬を使っていても、塗る量が少なかったり、塗る範囲が狭いとやはり症状が改善しません。医師に相談し、薬の使い方を確認しましょう。ＦＴＵ（１１４ページ）も参考にしてください。

④スキンケアや生活環境に問題がある

薬を正しく使うことができれば皮疹は治っていきますが、スキンケアや生活環境の整備が不十分な場合、治ったり悪化したりをくり返してしまい、結局、すっきり治らないということもあります。医師に相談したり、第2章、第3章を参考に、生活面の見直しにも取り組みましょう。

治療しているのに治らないときは

ステロイド外用薬を使用しても症状が治らないとき、次のような原因が考えられます。

❶ アトピー性皮膚炎ではない

❷ 薬が症状に合っていない

❸ 薬の使い方に問題がある

❹ スキンケアや生活環境に問題がある

合っている治療法を実践すれば必ず効果があらわれます。「私のアトピー性皮膚炎は治らないんだ」と治療を諦めてしまわないでください。

医師に治療法について相談しましょう。

治療法に迷ったら

アトピー性皮膚炎についてしっかりした知識を持っている医師であれば、この本で紹介したような治療法を勧めるでしょう。しかし医療機関を受診してみたものの、アトピー性皮膚炎に詳しい医師にかかれず、治療法に迷ってしまうことがあります。

しかし、そのようなときでも本書をここまで読んでいただいた方なら、ベーシックな知識は十分身についていると考えられますので、わからないことは質問してみてください。その回答に納得できないとき、医師の対応に疑問が残るときはセカンドオピニオンを求めることもできます。

アトピー性皮膚炎は一時だけ治療をがんばって根治して終わりという病気ではありません。ご自身の体質をよく知り、どんなときに発症、悪化するのか、肌をツルツルの状態に持っていき、それを維持するためにはどんな方法が合っているのかをよく知り、ご自身で実践していく付き合いの長い病気です。そのためにも医師と自分に合ったベストな治療法を見出し、納得できることが大切です。

参考文献

「アトピー性皮膚炎診療ガイドライン 2018」(公益社団法人日本皮膚科学会・日本アレルギー学会)
大矢幸弘編監修、五十嵐隆企画『子どものアレルギー　アトピー性皮膚炎・食物アレルギー・ぜんそく』(文藝春秋) 2017
大矢幸弘『図解でわかる！小児ぜんそく』(法研) 2015
独立行政法人環境再生保全機構「ぜん息悪化予防のための　小児アトピー性皮膚炎ハンドブック」

おわりに　～かゆみ・皮疹ゼロを目指して～

本書を読んでいただくとわかるように、アトピー性皮膚炎の治療法は非常にシンプルで寛解導入、寛解維持、これにつきます。

アトピー性皮膚炎患者さんは今や非常に多く、アトピー素因を持っている人という目で見れば多くの人が該当します。寛解を保つことはシンプルとはいえ、患者さんのなかには長期化、慢性化してつらい思いをしている人が少なくありません。かゆみや疼痛、不快感だけではなく、バリア機能の低下によるさまざまなトラブル、不眠や意欲減退、見た目に悩んで人目を避けたいという人もいるのです。

アトピー性皮膚炎は「かゆみ・皮疹ゼロ」の状態まで治せる病気です。ステロイド外用薬や保湿剤を塗る、環境を整えるということを続けなければならないので、時間もかかり面倒なこともあるでしょう。しかし、中途半端で治療を離脱してしまう人が多いのです。少しよくなると、ついつい油断してしまうのか、症状がなくなると薬の使用を忘れがちになるのか、また薬を使い続けることに抵抗感を持っている人もいるかもしれません。理由はさまざまでしょう。しっかり治し切ることがとても重要です。

自然に治るのを待っているのはよくありません。最初は、ステロイド外用薬を使って皮膚をきれいにしましょう。そして、適切にステロイド外用薬を使って炎症を根絶やしにして、ステロイド外用薬がいらなくなるようにしなければなりません。ステロイド外用薬は、副作用を避けることができる薬です。副作用を避けながら、最終的にはステロイド外用薬がいらなくなるところを目指して、スキンケアも同時に続けていきましょう。

ステロイド外用薬、保湿剤、環境を整えること、それぞれの役割を理解して、治療を続けましょう。そうすれば、かゆみもなく、プールに入っても、汗をかいても平気な生活が送れるようになるでしょう。根気よくがんばりましょう。

2021年6月

国立成育医療研究センター　アレルギーセンター　センター長
大矢幸弘

■著者
大矢 幸弘（おおや ゆきひろ）
国立成育医療研究センター　アレルギーセンター　センター長
1985年名古屋大学医学部卒業、同大学小児科、国立名古屋病院小児科を経て95年国立小児病院アレルギー科医員。2002年から国立成育医療センター（現在の国立成育医療研究センター）アレルギー科医長を経て現職。この間、1994年ハーバード大学心身医学研究所、97年から2002年ロンドン大学聖ジョージ医学校公衆衛生科学部研究員を併任。専門は小児科学、アレルギー学。日本小児科学会指導医、日本アレルギー学会専門医指導医、日本心身医学会専門医。

最新版
アトピー性皮膚炎をしっかり治す本

令和3年6月28日　第1刷発行

著　　者　大矢 幸弘
発 行 者　東島 俊一
発 行 所　株式会社 法 研
東京都中央区銀座1-10-1（〒104-8104）
電話 03（3562）3611（代表）
http://www.sociohealth.co.jp
印刷・製本　研友社印刷株式会社

0102

ISBN978-4-86513-825-2 C0077　定価はカバーに表示してあります。